常见病的治疗与调养丛书

妇科病的治疗与调养

上海科学技术文献出版社
Shanghai Scientific and Technological Literature Press

大字本

三分治 七分养

图书在版编目(CIP)数据

妇科病的治疗与调养 / 秦芬编. —上海:上海科学技术文献出版社,2018
ISBN 978 - 7 - 5439 - 7640 - 5

Ⅰ.①妇… Ⅱ.①秦… Ⅲ.①妇科病 – 防治
Ⅳ.①R711

中国版本图书馆 CIP 数据核字(2018)第 125709 号

组稿编辑:张　树
责任编辑:苏密娅

妇科病的治疗与调养

秦　芬　编

*

上海科学技术文献出版社出版发行
(上海市长乐路 746 号　邮政编码 200040)
全 国 新 华 书 店 经 销
四川省南方印务有限公司印刷

*

开本 700 × 1000　1/16　印张 17.25　字数 345 000
2018 年 7 月第 1 版　　2018 年 7 月第 1 次印刷
ISBN 978 - 7 - 5439 - 7640 - 5
定价:45.00 元

http://www.sstlp.com

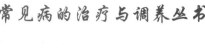
目　录

认识女性的生理结构　1

妇科病的治疗与调养

妇科病的治疗与调养

妇科病的治疗与调养

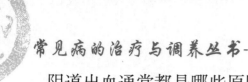

妇科病的治疗与调养

妇科病的治疗与调养

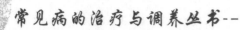

妇科病的治疗与调养

其他须知的妇科疾病　77

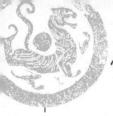

妇科病的治疗与调养

妇科病的治疗与调养

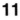

妇
科
病
的
治
疗
与
调
养

妇科病的治疗与调养

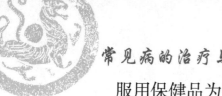

妇科病患者的饮食调养　161

妇科病的治疗与调养

认识女性的生理结构

女性的一生根据其生理特点，要经历新生儿期、幼年期、青春期、性成熟期、更年期和老年期6个阶段。

女性一生要经历哪几个生理阶段

女性的一生根据其生理特点,要经历新生儿期、幼年期、青春期、性成熟期、更年期和老年期6个阶段。

新生儿期女性的生理特征是怎样的

出生4周内的婴儿称为新生儿期。女性胎儿由于受胎盘及母体性腺产生的激素影响,其外阴较丰满,子宫、卵巢有一定程度的发育,乳房略隆起,个别有乳液分泌现象。婴儿出生后,血中的激素水平会迅速下降,可出现少量阴道流血。这些都是正常生理现象,绝大多数会很快消失。

幼年期女性的生理特点是怎样的

从新生儿期到12岁左右称幼年期。这一时期的女孩儿体格虽快速增长,但生殖器却发育缓慢,生理学上称为幼稚型。特点是阴道狭窄,上皮薄,无皱襞,细胞内缺乏糖原、酸度低、抗感染能力强。子宫颈比子宫体长,可占子宫全长的2/3。卵巢狭长,卵泡不发育。七八岁起,内分泌腺开始活动,逐渐出现女性特征,骨盆逐渐变得宽大,髋、胸及耻骨前等处皮下脂肪逐渐增多。10岁左右,卵巢中开始有少数卵泡发育,但大都达不到成熟程度。11～12岁时,第二性征开始出现。

女性青春期的生理特点是怎样的

从月经来潮至生殖器官发育成熟,一般在 12～18 岁。此期间全身及生殖器官迅速发育,性功能日趋成熟,第二性征明显。下丘脑和垂体的促性腺激素分泌增加,作用加强。卵巢增大,卵泡细胞反应性提高,进一步发育,并产生性激素。在性激素的作用下,内外生殖器官发育增大,阴阜隆起,大阴唇变肥厚,小阴唇变大且有色素沉着;阴道的长度及宽度增加,阴道黏膜变厚,出现皱襞,上皮细胞内有糖原;子宫体增大,为宫颈长度的 2 倍;输卵管增粗。

女性性成熟期的生理特点是怎样的

女性卵巢功能成熟(性激素周期性分泌及排卵)时期称为性成熟期,又称生育期。此阶段一般自 18 岁左右开始,历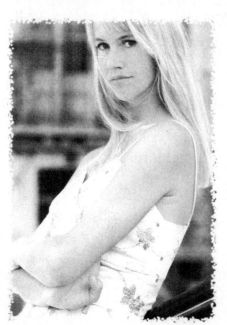时约 30 年,是女性生育功能最为旺盛的时期。生殖器官及乳房在卵巢分泌的性激素作用下会发生周期性变化。

女性更年期的生理特点是怎样的

更年期阶段是女性由成熟期进入老年的一个过渡时期,一般在 45～55 岁。这一时期又分为绝经前期、绝经期、绝经后期。这一阶段女性卵巢功能由活跃转入衰退状态，排卵变得不规律，直到不再排卵。月经渐趋不规律，最后完全停止。更年期内，多数女性由于卵巢功能衰退，自主神经功能调节受到影响，因此会出现阵发性面部潮红、情绪易激动、心悸与失眠等症状，医学上称为更年期综合征。

老年期女性的生理特点是什么

女性老年期一般是指 60 岁以后。女性进入这一时期，机体所有内分泌功能渐渐低落，卵巢功能进入衰老阶段。除整个机体发生衰老改变外，生殖器官亦逐渐萎缩。卵巢缩小变硬，表面光滑；子宫及宫颈萎缩；阴道逐渐缩小，穹窿变窄，黏膜变薄、无弹性；阴唇皮下脂肪减少，阴道上皮萎缩，糖原消失，分泌物减少，呈碱性，易感染和发生老年性阴道炎。

女性的外阴是怎样一个结构

女性的外生殖器也称外阴，是指生殖器官的外露部分。外阴由阴阜、大阴唇、小阴唇、阴蒂、阴道前庭、处女膜、前庭球、前庭大腺、尿道口和阴道口组成。

什么是阴阜

阴阜是女性直立时外生殖器中唯一可以看到的部分，位于耻骨联合前方，由于皮下脂肪丰富而微微隆起。进入青春期后，该处皮肤表面开始生长阴毛，其分布呈尖端向下的倒三角形。

大阴唇的形状与作用是什么

大阴唇为外阴两侧、靠近两股内侧的一对长圆形隆起的皮肤皱襞。外侧面与皮肤相同，长有阴毛。内侧面皮肤湿润似黏膜，皮层内有皮脂腺和汗腺，其分泌物可保持局部湿润。大阴唇含丰富的脂肪、血管、淋巴和神经组织，受伤后容易形成血肿。未婚女性的两侧大阴唇自然合拢，遮盖阴道口及尿道外口，有预防逆行性感染的作用。

小阴唇的形状与生理功能如何

小阴唇为一对较薄的黏膜皱襞，在大阴唇的内侧，表面湿润。小阴唇左右两侧的上端分叉相互联合，其上方的皮褶称为阴蒂包皮，下方的皮褶称为阴蒂系带，阴蒂就在两者之间。小阴唇的下端在阴道口底下会合，称为阴唇系带。小阴唇黏膜下有丰富的神经分布，是女性性刺激敏感区之一。

阴蒂的位置与生理功能是什么

阴蒂位于两侧小阴唇之间顶端的联合处，呈长圆形，末端为一个圆头，内端与一束薄的勃起组织相连接。因含有丰富的静脉丛及神经末梢，所以对触觉极敏感，是女性性刺激最敏感的部位。

阴道前庭处于什么位置

阴道前庭是指两侧小阴唇间的狭长区域。表面有黏膜遮盖，近似一个三角形，其尖端是阴蒂，底边是阴唇系带，两边是小阴唇。前庭的上部为尿道口,下部为阴道口。此区域内还有前庭球和前庭大腺。

什么是处女膜

处女膜为小阴唇内侧环绕阴道口的黏膜组织。处女膜中央有一裂孔,经血即由此流出。处女膜孔的大小、形状、厚薄、弹性都因人而异。

什么是前庭球

前庭球为一对海绵体组织,又称球海绵体,有勃起功能。前庭球位于阴道口两侧。前与阴蒂静脉相连,后接前庭大腺,表面为球海绵体肌所覆盖。

什么是前庭大腺

前庭大腺也称为巴氏腺,为两个黄豆大小的腺体,位于阴道口两侧。它的腺管很狭窄,为 1.5 ~ 2 厘米,开口位于阴道前庭。前庭大腺在性兴奋时会分泌黄白色黏液,起到润滑阴道口的作用。

什么是尿道口

尿道口位于耻骨联合下缘及阴道口之间,为一不规则之椭圆小孔,小便由此流出。其后壁有一对腺体,称为尿道旁腺,开口于尿道后壁,常为细菌潜伏之处。

阴道的生理结构与功能是怎样的

　　女性的阴道是连通内、外生殖器，性交器官及月经血排出与胎儿娩出的通道。四周为粉红色的阴道黏膜，阴道壁上有许多横纹皱襞，由黏膜、肌层、纤维层构成，具有较大的伸展性。顶端有子宫颈凸出，环绕子宫颈周围的部分，称"阴道穹窿"。分为前后左右四个部分，以后穹窿较深。成年女子的阴道前壁长 7～9 厘米，后壁长 10～12 厘米，上段仅有很薄的组织（阴道壁和子宫直肠陷凹的一层腹膜）和腹腔隔开，中段为一层较薄的疏松结缔组织与直肠相隔，上段和出口与直肠及会阴相毗邻。阴道黏膜无分泌腺，细胞含有糖原，经阴道杆菌分解后产生乳酸，使阴道保持一定的酸度 (pH4.5)，有防止致病菌繁殖的作用。阴道上皮细胞受卵巢性激素的影响而发生周期性变化。

子宫的生理结构与功能是怎样的

　　子宫位于盆腔的中央，是中空的肌性器官。前与膀胱、后与直肠相邻。子宫上部 2/3 较宽阔的部分为子宫体，子宫体的顶部为子宫底；子宫下部 1/3 为狭窄、呈圆柱形的子宫颈。宫腔呈倒置、前后略扁的梨形，深约 6 厘米，上方两角为子宫角，通向输卵管。子宫是产生月经和孕育胎儿的器官。

输卵管的结构与功能是什么

　　输卵管位于子宫底的两侧，为一对细长而弯曲的管道，左右各一，长 8～14 厘米。输卵管由内向外分为四部分：即间质部，为通过子宫肌壁的部分，管腔狭窄，长约 1 厘米；峡部，为紧连子宫角的较狭窄部分，长 2～5 厘米；壶腹部，为外侧较宽大部分，长 5～8 厘米；伞端或漏斗部，为输卵管末端，形似漏斗，游离端有很多细伞，开口于腹腔。伴随着月经周期的变化，输卵管的肌肉组织常会有节律地收缩。这种收缩运动在排卵期最强，而在妊娠期最弱。输卵管是卵子与精子相遇的场所，受精后的孕卵会由输卵管向子宫腔运行。

卵巢的构造与功能是什么

卵巢位于子宫的两旁，在输卵管的后下方，左右两侧各一个。卵巢呈扁椭圆状。青春期前，卵巢表面光滑；青春期开始排卵后，表面逐渐凹凸不平。成年女子的卵巢大小约 4 厘米 ×3 厘米 ×1 厘米，重 5～6 克，呈灰白色，组织柔软。在绝经期后，卵巢会萎缩变小、变硬。卵巢是女性生殖器官最重要的部分，为女性的性腺，其功能是产生成熟的卵子和分泌女性激素（雌激素和孕激素），从而使女性具备正常的生理特征和生育能力。

乳房是怎样一个构造

乳房主要由腺体、导管、脂肪组织和纤维组织等构成。乳房腺体由 15～20 个腺叶组成，每一腺叶分成若干个腺小叶，每一腺小叶又由 10～100 个腺泡组成。腺泡紧密地排列在小乳管周围，它的开口与小乳管相连。多个小乳管汇集成小叶间乳管，多个小叶间乳管进一步汇集成一根整个腺叶的乳腺导管，又名输乳管。输乳管共有 15～20 根，以乳头为中心呈放射状排列，汇集于乳晕，开口处在乳头，称为输乳孔。输乳管在乳头处较为狭窄，后膨大为壶腹，称为输乳管窦，能储存乳汁。除以上结构外，乳房还分布着丰富的血管、淋巴管及神经，对乳腺起到营养作用及维持

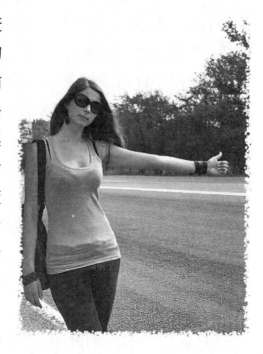

新陈代谢作用。哺乳是乳房最基本的生理功能。乳房也是女性第二性征的重要标志。在性生活中，乳房是女性除生殖器以外最敏感的器官。

女性乳房大小和哪些因素有关

乳房内的脂肪组织呈囊状包于乳腺周围，形成一个半球形的整体，这层囊状的脂肪组织称为脂肪囊。脂肪囊的厚薄（即乳房大小），与种族、遗传、年龄、哺乳等因素有关，导致个体差异较大。脂肪组织的多少也是决定乳房大小的重要因素之一。

常见的妇科疾病

妇科疾病是从发病部位，如外阴、阴道、子宫、输卵管、卵巢、乳房及疾病性质如炎症、肿瘤、内分泌障碍、损伤、先天发育异常、不孕症和性功能障碍等不同角度来分类的。

常见妇科病通常指女性哪些疾病

妇科病是发生于女性生殖系统（包括外阴、阴道、子宫、输卵管、卵巢及乳房）的功能性或器质性疾病，特别是非妊娠状态下发生的疾病。妇科疾病是从发病部位，如外阴、阴道、子宫、输卵管、卵巢、乳房及疾病性质如炎症、肿瘤、内分泌障碍、损伤、先天发育异常、不孕症和性功能障碍等不同角度来分类的。妇科病是危害女性健康的常见疾病。

妇科病常见症状有哪些

（1）阴道出血。包括阴道、宫颈及子宫发生病变。

（2）白带异常。正常情况下，女性有少量稀薄透明或乳白色白带，如果白带变为黄色、豆渣样、脓性或带血、有臭味者，均属异常。

（3）月经异常。包括初潮过早、无月经、闭经、周期紊乱、经期延长、经量增多、淋漓出血，以及在周期的不同时间出现的明显不适症状等。

（4）下腹部包块。腹部正中或两侧下腹部出现包块。

（5）下腹部疼痛

（6）外阴阴道异常。包括阴道内脱出物、外阴部赘生物、外阴部白斑、瘙痒等。

（7）性功能障碍。包括性交失败、困难或疼痛；性欲减退、性欲亢进等。

（8）尿频、尿急、尿痛、有脓性分泌物。

（9）不孕或生育问题。

女性生殖系统自然防御功能都体现在哪里

生殖器官发生病菌感染之后，并非都会发病。因为女性生殖器官在解剖和生理特点方面有较完善的自然防御系统，主要体现在以下几部分：

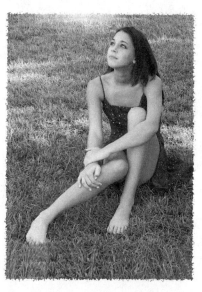

（1）外阴。外阴的大、小阴唇由于两侧相合，遮掩阴道口、尿道口，可防止细菌从外部侵入。

（2）骨盆肌肉组织。女性骨盆底有许多肌肉组织，由于盆底肌的作用，使阴道口平时处于闭合状态，阴道前后壁紧贴，从而抵御外界致病因素的侵入。但经产妇由于阴道壁较松弛，防御功能会有所减弱。

（3）阴道的自洁作用。阴道上皮细胞在卵巢分泌的雌激素作用下增生变厚，对病原体的抵抗力增强；阴道上皮细胞内含有丰富的糖原，在阴道乳酸杆菌的作用下分解成乳酸，使阴道内环境呈酸性，pH 值保持在 4.5 左右，抑制易于在碱性环境中生长的病原体。

（4）碱性黏液。在卵巢分泌的性激素的作用下，子宫颈黏膜的腺体能分泌出碱性黏液，形成黏液栓，堵塞宫颈管，将子宫颈管与外界环境隔离开，从而减少了细菌侵入的可能。另外，宫颈内口平时也处于闭合状态，同样也可以阻止病原体的入侵。

经期妇科疾病

月　经

什么是月经

月经是女性子宫周期性出血的特殊生理现象，一般28～30天为一个月经周期，持续2～7天，通常每月1次，所以称为月经。

女性月经是怎样形成的

进入青春期的少女，卵巢便开始排卵，此时卵巢内可以产生两种激素：雌激素和黄体激素（黄体酮）。这两种激素可以使子宫的内膜增厚。如果卵子在排出后没有受精，黄体就会慢慢萎缩，使这两种激素分泌急剧减少，增厚的子宫内膜得不到激素的支持，就会出现退行性变化和缺血坏死而脱落，并经过阴道流出体外形成月经。由此可见，经血就是脱落的子宫内膜与少量血液的混合物。月经对子宫内膜的脱落起着清扫作用。

女性初潮大约在什么年龄

女性通常在 12 ~ 13 岁开始有月经,第一次行经即称为初潮。由于此时女性卵巢功能尚不稳定,所以月经不规律。初潮后一般要隔数月、半年或更长时间再来月经,一般在 2 年左右会逐渐形成规律。

怎样判断月经是否正常

(1)看经血颜色。经血一般呈红色或暗红色。若出现黑色或伴有黑色血块,或出现淡红色,则属不正常。

(2)看月经持续时间。正常来月经时间为 2 ~ 7 天,2 天以内则称为经期过短,超过 7 天称为月经延长。

(3)看月经量。月经量指一次月经来潮的出血总量,正常的月经出血量为 30 ~ 50 毫升。一般认为每月出血量多于 80 毫升即可称为病理状态。

(4)看月经周期。月经来潮的第一天就是月经期的开始,两次月经第一天的间隔即为一个月经周期。一般为 28 ~ 30 天,提前或延后 7 天左右,均可视为正常。

月经不调

什么情况下才可视为月经不调

月经不调的概念很宽泛,通常泛指各种原因引起的月经改变,包括月经的周期、经期、经量、经色、经质的改变,以及痛经、闭经、经前期紧张综合征等,是伴随月经周期前后出现的多种病症的总称。

月经是女性的一种生理现象，它是卵巢功能的外部表现，也是具有生育功能的标志之一。少女在月经初潮后两年之内，月经大都不规律，经量时多时少，周期时长时短，这是卵巢发育尚不成熟所导致的，并不是真正的紊乱。但在形成了有规律的月经周期后，出现月经变化，则可视为月经不调。

月经不调的症状是什么

月经不调主要表现为稀发或频发、经量过多或过少、月经周期不规律、月经间期出血、痛经、闭经、经前期紧张综合征等。

月经不调的导致因素

（1）接受了大运动量的训练或者减肥，导致身体所需的营养不足。

（2）身体受寒，或在经期无节制地吃生冷瓜果、冷饮等。

（3）紧张的工作、学习，心理压力过大，情绪激烈波动，过度悲伤、恐惧等。

（4）生活环境的突然变化，如从城市来到农村、由南方到北方等。

以上各种因素，都可能对人体的神经系统和内分泌系统造成影响，从而导致月经不调。

妇科病的治疗与调养

痛 经

女性痛经多发生在什么时候

痛经多发生在月经来潮后的几小时内，但也会在经前1～2天开始。

痛经发生时会有哪些症状

痛经的症状通常为小腹胀痛或绞痛，有下坠感、腰酸、寒冷感，可延伸至会阴、肛门甚至大腿根部，严重者会发生嘴唇发紫发青、脸色发白、浑身冒虚汗、四肢发软、呕吐、心慌、眼前发黑，甚至晕厥。中医学认为，引起痛经的主要原因是气滞、湿热、气血虚弱者体内有虚寒、肝肾不足。

导致女性痛经可能是哪些因素

（1）年龄偏小的女性在月经初潮时易发生痛经，痛经的程度也较为严重。

（2）经期过度劳累、紧张、寒冷以及过敏体质也会导致痛经。

（3）没有注意经期、孕期、产褥期的卫生；过早开始性生活，性伴侣数过多；生殖器有炎症者常有痛经。

（4）过度的人工流产手术或宫腔操作，可能引起粘连的炎症，会引发痛经。

（5）宫内节育器，即子宫内安放的避孕环，可能导致子宫内膜组织前列腺素生成量增高，致使痛经加重。

（6）子宫内膜异位症患者容易痛经，而经期较长者，往往疼痛持续的时间也较长。

（7）吸烟者痛经程度往往较非吸烟者严重，而且痛经程度常随吸烟量的增加而增加，这可能是因吸烟往往会造成血管收缩而导致缺血，因而产生经期疼痛。

如何缓解痛经

（1）放松精神。保持良好精神状态，减少焦虑、恐惧心理，可有效缓解痛经。

（2）饮食均衡。经期饮食要营养均衡，可多食富含维生素C的新鲜绿叶蔬菜和水果，积极补充矿物质。研究表明，许多女性在每日摄取适当的矿物质后，症状得到明显改善。少食含咖啡因的食物，如咖啡、茶、巧克力等。因为食用含咖啡的食物会使你神经紧张，还易促成月经期间的不适。假使你在月经期间容易出现水肿，那么饮酒则会加重其症状。

（3）注意保暖。在经期要注意保暖，衣服穿暖、被褥盖好，避免淋雨、不用冷水洗脸、不要坐在湿冷的地面上。对于痛经症状较轻者，可多喝热水，也可在腹部放置热敷袋或热水袋，一次数分钟，使平滑肌松弛，从而缓解疼痛。

（4）劳逸结合。经期女性的抵抗力下降，剧烈运动、过度劳累都会加重充血而诱发痛经。因此，女性在经期应避免过度劳累，并保证充足的睡眠。

（5）注意清洁卫生。经期的卫生应特别注意，尤其是外阴部清洁、卫生巾的质量、手部卫生等，防止细菌进入阴道引起感染。

（6）药物止痛。如疼痛难忍，可在医生的指导下服用止痛药，以缓解疼痛。

妇科病的治疗与调养

闭 经

哪些闭经属于正常或非正常现象

女性超过 18 岁仍未发生月经初潮,或者在有过正常月经后又有 3~5 个月以上未行经,医学上称这种现象为闭经。前者为原发性闭经,后者是继发性闭经。有些少女初潮至第二次月经间隔几个月,或一两年内月经不规律,两次月经间隔时间比较长,都不能算闭经,仅是由于生殖器官尚未发育成熟、卵巢的功能还不完善所致,属于正常的生理现象。

哪些因素会导致闭经

(1)情绪重大变化。因精神刺激、过度紧张、悲伤忧虑、恐惧不安、紧张劳累等,引起女性尤其是青春期少女继发性闭经比较多见。因为这些情绪变化可导致中枢神经系统功能受抑制,使垂体促性腺激素的分泌减少,而垂体促性腺激素有调节卵巢功能和维持月经的作用。

(2)体重急剧变化。因为中枢神经对体重急剧下降极为敏感,不科学地节食减肥或者严重疾病所导致的体重急剧变化,可使促性腺激素和雌激素水平低下而导致闭经。

(3)疾病原因。消耗性疾病如重度肺结核、严重贫血、营养不良等,或者卵巢、脑部有肿瘤,以及肾上腺、甲状腺、胰腺等功能紊乱,这些疾病都可能对月经产生影响,造成闭经。

(4)药物所致。如某些治疗神经症、高血压等疾病的药物,长期服用可导致闭经。另外,长期服用口服避孕药,也会导致闭经。

（5）子宫内膜损伤。月经是子宫内膜受卵巢分泌的性激素刺激后，周期性剥脱所产生。如果子宫内膜受到损伤，如子宫内膜炎症等原因，不能出现周期性变化时，就会造成闭经。

（6）生殖道下段闭锁。如子宫颈、阴道、处女膜、阴唇等处，出现部分先天性闭锁，或后天损伤造成粘连性闭锁，虽然有月经，但经血不能外流。这种情况称为隐性或假性闭经，经过医生治疗，是完全可以治愈的。

（7）先天性生殖器官疾病。如果先天无卵巢，或卵巢发育不良，不能产生雌激素和孕激素，会使子宫内膜不能发生周期性的变化，则不会出现子宫内膜脱落，所以也就没有月经来潮。而先天性无子宫，或子宫内膜发育不良时，即使卵巢功能健全，雌激素和孕激素的分泌正常，也不会来月经。先天性生殖器官疾病是导致原发性闭经的主要原因。

功能性子宫出血

什么是功能性子宫出血

功能性子宫出血通常是指没有任何器质性病变（如肿瘤、炎症、外伤）及全身性疾病（如血液病等），也未妊娠，而是由于神经内分泌功能紊乱而引起的不正常子宫出血，简称功血。

功血的症状是什么

功血的主要症状为月经周期经常紊乱，经期长短不一，出血量时多时少，经血淋漓不止，或者在月经期后又会出现

妇科病的治疗与调养

不规则的阴道流血,并伴有面色苍白、头晕无力等症状。

什么类型的功血较为常见

按发生年龄,可分为青春期、生育期及更年期功血;按卵巢有无排卵,可分为无排卵性功血及有排卵性功血。以青春期、更年期无排卵型功血最常见。

中医是怎样论证功血的

在中医看来,功血属于"崩漏""崩中"范畴,常分为血热型、血虚型、瘀血型和脾虚型四种。一般来说,青春期功血多属血热型,育龄女性功血则以瘀血型和血虚型较为多见,而更年期功血大多数属脾虚型。

经前期紧张综合征

什么是经前期紧张综合征

经前期紧张综合征,是指育龄女性在月经来潮前 7 ~ 14 天(即在月经周期的黄体期),反复出现的一系列影响正常生活躯体、精神和行为等方面的改变。月经来潮后症状随即消失。

经前期紧张综合征为周期性发作,与月经密切相关,但症状轻重不等,多少不一,在不同的人、不同周期之间出现的症状也不相同。正常育龄女性在月经前有轻度的症状,属于正常生理现象,患此症者占育龄女性的 80% ~ 95%;只有 5% 的育龄女性在月经前完全无症状。

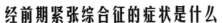

经前期紧张综合征的症状是什么

常见的症状有乳房胀痛、头痛、身体不适、腹泻、口腔溃疡、眩晕、皮肤风团、发热、鼻腔出血；情绪异常，如抑郁、烦躁、失眠等。

更年期综合征

女性更年期综合征多出现在什么时期

更年期又称围绝经期，是指女性绝经前后的一段时间。女性 40 岁以后进入围绝经期，也就是更年期的前奏，此时卵巢功能开始逐步衰退，经过 10 年左右，卵巢功能几乎完全消失。更年期是人体由成熟走向衰老的过渡阶段，对人类而言，它是进入老年阶段的开始。

女性患更年期综合征会出现哪些症状

在更年期，卵巢分泌的雌激素急骤降至最低水平，便会发生一系列自主神经功能失调为主的症候群，统称为更年期综合征。90% 以上的女性都会出现不同程度的更年期症状，主要有以下几方面：

（1）月经不调。月经周期会失去往日的规律性，或缩短、或延长，血量有时增多、有时减少，或淋漓不尽。

（2）自主神经功能紊乱。主要表现为潮热出汗、心慌气短、胸闷不适、心律不齐、头痛眼花等。发作可一日数次，发作时心跳加快，血压升高，常因情绪激动使症状加重。

妇科病的治疗与调养

（3）泌尿生殖系统症状。早期症状不明显或很轻，进入更年期晚期则可出现阴道干涩、性交疼痛、性欲减退、外阴瘙痒、阴道炎、外阴炎等。因尿道膀胱萎缩、弹性降低、肌张力差等变化，可出现尿频、尿急或张力性尿失禁。

（4）神经精神症状。情绪波动、性格改变、烦躁易怒或消沉抑郁、多疑轻生、焦虑恐惧、记忆力减退、注意力不集中、失眠等。

（5）其他。进入更年期，女性体内骨质丢失加快，骨密度下降，出现骨质疏松症，因此经常出现腰背和关节酸痛，并容易发生肋骨、椎体等处骨折。由于更年期综合征的症状与多种内科疾病相似，所以一旦发生，应主动就医排除相关疾病，然后再进行更年期保健。

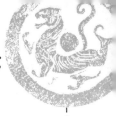

各类妇科炎症

哪些疾病属妇科炎症

妇科炎症主要是指女性生殖器官的炎症。临床常见的妇科炎症主要有：外阴炎、阴道炎、宫颈炎、前庭大腺炎、附件炎、盆腔炎等。一般也把生殖器官结核包括在妇科炎症性疾患中。

妇科炎症通常由哪些因素引起

妇科炎症多半是与下列因素有关：

（1）女性外阴部位皮肤非常娇嫩，而且皮肤汗腺丰富，皱褶多，隐蔽不暴露，透气性差，所以很容易受到病原菌的攻击而引发炎症。

（2）阴道口是女性内生殖器官与外界相通的开口，病原菌往往都是从阴道进入子宫。因此女性生殖器官很容易受到外界致病因素的侵扰。

（3）通常情况下，阴道内有大量的乳酸杆菌，分解糖原产生乳酸，使阴道内呈酸性环境，不利于有害菌的生长。但在局部抵抗力下降时,有些病原菌就会乘虚而入。

(4)由于阴道口与尿道口、肛门邻近,因此一旦受到尿液、粪便的污染,很容易滋生病菌。

(5)由于月经、妊娠等原因,子宫颈要长期浸泡在刺激性的分泌物中导致上皮脱落,这时宫颈内膜褶皱以及腺体内多种病原体就会潜藏其中形成病源。

妇科炎症会引起哪些后果

感染妇科炎症会出现外阴瘙痒、灼热肿痛、阴道充血、白带豆腐渣样、白带量多、性交疼痛,尿频、尿急、尿痛、下腹坠胀等症状,易频繁复发,经久不愈,给生活、工作及学习带来诸多不便。炎症还可能蔓延至尿道、宫颈、子宫附件等邻近器官,引起感染。慢性炎症可造成不孕或流产。此外,病毒或细菌可通过性生活传播给性伴侣,导致性伴侣感染,从而严重影响夫妻生活质量和家庭幸福。

白　带

什么是白带

白带为乳白色,或无色透明,有时黏稠,无异味的阴道分泌物。青春期白带由于受雌激素的影响,有周期性的变化,即有时增多、有时减少。排卵期的白带透明、量多,而其他时间则量少。

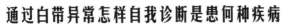

通过白带异常怎样自我诊断是患何种疾病

（1）患真菌性阴道炎时，白带量多，色黄或白，多数质地黏稠，有时也可质地稀薄，典型的白带呈豆腐渣样或乳凝块状。

（2）滴虫性阴道炎的白带为稀脓样，色黄，有泡沫，或如米泔水样，色灰白，白带味臭。

（3）宫颈糜烂时白带一般色黄，质黏如脓涕，多无味。

（4）淋病的白带则为黄脓样。

（5）患子宫内膜炎等盆腔炎时，白带也会增多，色黄，质稀，多伴有腹痛。

白带化验单上的符号和数据都代表何意

（1）pH值。正常情况下，女性阴道环境呈弱酸性，也就是 pH 值为 4~4.5，患有滴虫性阴道炎或细菌性阴道炎时白带的 pH 值会上升，可大于 5~6。

（2）阴道清洁度。阴道清洁度表示阴道的细菌情况，一般分为 4 级。

Ⅰ度。表示显微镜可观察到大量阴道上皮细胞和大量阴道杆菌。

Ⅱ度。表示镜下可见有阴道上皮细胞，少量白细胞，有部分阴道杆菌，可有少许其他细菌或脓细胞。

Ⅲ度。表示镜下只见有少量阴道杆菌，而有大量脓细胞与其他细菌。

Ⅳ度表示镜下未见到阴道杆菌，除少量上皮细胞外主要是脓细胞与其他细菌。

Ⅰ～Ⅱ度属正常白带，Ⅲ～Ⅳ度为异常白带。

（3）真菌与滴虫。这一项检查中如发现白带存在真菌或滴虫，无论数量多少均用"+"来表示，并不说明其感染的程度。

（4）胺试验。细菌性阴道炎患者的白带发出的鱼腥味，即存在于白带中的胺通过氢氧化钾碱化后挥发出来的气味，胺试验可以检查白带中胺的含量。

（5）线索细胞。线索细胞是细菌性阴道炎最敏感最特异的体质，如果胺试验呈阳性，并且有线索细胞存在，则可确诊为细菌性阴道炎。

盆腔炎

什么是盆腔炎

女性内生殖器（包括子宫、输卵管、卵巢）及其周围的结缔组织、盆腔腹膜发生炎症时，统称盆腔炎。盆腔炎的炎症可局限于一个部位，也可能几个部位同时发生。通常有急性和慢性两类。

引起急性盆腔炎的原因是什么

急性盆腔炎是由于分娩、流产或宫腔内手术消毒不彻底，以及在月经期不注意外阴部卫生或进行性生活所引起。

患急性盆腔炎有什么症状

其症状主要有高热、头痛、食欲不振、下腹部疼痛和白带增多,有时可伴有恶心、呕吐等现象。

引发慢性盆腔炎的原因是什么

如果急性盆腔炎没有得到彻底治愈,就会转化为慢性盆腔炎。

慢性盆腔炎分哪几种

按其炎症感染部位可分为慢性输卵管炎与输卵管积水、慢性附件炎、输卵管卵巢囊肿、慢性盆腔结缔组织炎等。

患慢性盆腔炎会出现什么症状

慢性盆腔炎全身症状并不明显,有时低热,易感疲劳。由于慢性炎症形成盆腔局部疤痕粘连及局部充血,可引起下腹部坠胀、疼痛及腰骶部酸痛,会在劳累、经期及性交时加剧。有的患者会出现经血增多、月经失调、白带增多、低热、周身不适、失眠等症状,当发生输卵管粘连阻塞时会导致不孕症。

预防盆腔炎要从哪些方面做起

(1)杜绝各种感染途径。保持会阴部清洁、干燥,每晚用清水清洗外阴,做到专人专盆,切不可用手掏洗阴道内,也不可用热水、肥皂等洗外阴。患盆腔炎时白带量多,质黏稠,所以要勤换内裤,不穿紧身、化纤质地内裤。

(2)月经期、人流术后及上节育环和取节育环等妇科手术后,阴道有流血时,一定要禁止性生活;禁止游泳、盆浴、洗桑拿浴;要勤换卫生巾。

(3)被诊为急性或亚急性盆腔炎患者,要遵医嘱积极配合治疗。患者一定要卧床休息或取半卧位,以利炎症局限化和分泌物的排出。慢性盆腔炎患者也不要过于劳累,做到劳逸结合,减少性生活,以避免症状加重。

（4）发热患者在退热时一般出汗较多,要注意保暖,保持身体的干燥,出汗后及时更换衣裤,避免吹空调或直吹对流风。

（5）要注意观察白带的量、质、色、味。白带量多、色黄质稠、有臭味者,说明病情较重,如白带由黄转白,量由多变少,味趋于正常,说明病情有所好转。

（6）急性或亚急性盆腔炎患者要保持大便通畅,并观察大便的性状。若见大便中带脓或有厚重感,要立即到医院就诊,以防盆腔脓肿溃破肠壁,造成急性腹膜炎。

（7）有些患者因患有慢性盆腔炎,稍感不适,就自服抗生素,长期服用抗生素可以导致阴道内菌群紊乱,而引起阴道分泌物增多,白带呈白色豆渣样。此时,应立即到医院就诊,排除真菌性阴道炎。

（8）盆腔炎患者要注意饮食调护,发热期间宜食清淡易消化食物;高热伤津的患者可饮用梨汁、苹果汁、西瓜汁等,但不可冰镇;白带色黄、量多、质稠的患者属湿热证,应忌食煎烤油腻、辛辣等刺激性食物;小腹冷痛、怕凉、腰酸疼痛的患者属寒凝气滞型,可食用姜汤、红糖水、桂圆肉等温热性食物。

宫颈炎

什么是宫颈炎

子宫颈通过阴道间接与外界相通,既是生殖生理功能和生殖内分泌功能的重要器官，又是预防阴道内病原体侵入子宫腔的重要屏障。子宫颈一旦受到感染时，就会形成宫颈炎，是育龄期女性的妇科常见病、多发病之一，分急性与慢性两种。

急性宫颈炎由什么原因引起

急性宫颈炎多是因分娩、流产或手术损伤宫颈后，使病原体侵入宫颈黏膜而引起感染。病原体主要有葡萄球菌、链球菌、大肠埃希菌、厌氧菌、衣原体。此外，宫颈炎与性生活过频、物理或化学刺激、子宫内膜炎、阴道炎也有一定关系。

患急性宫颈炎会出现哪些症状

急性宫颈炎主要症状为白带增多，呈脓性，伴腰痛，下腹不适。

引起患慢性宫颈炎的原因与症状是什么

临床慢性宫颈炎较为常见，多因急性宫颈炎治疗不彻底而转为慢性。主要症状为白带增多，呈浮白色，黏液状或白带中夹有血丝，或性交出血、伴外阴瘙痒、腰骶部疼痛、经期加重。病原体隐藏于宫颈黏膜内形成慢性炎症。其局部有多种表现，如宫颈糜烂、宫颈肥大、宫颈息肉、宫颈管内膜炎、宫颈腺体囊肿、宫颈裂伤及外翻等，其中以宫颈糜烂最为常见。

怎样预防宫颈炎

（1）避免过早、过多、过频的生育和流产。分娩和流产都会造成宫颈的损伤，从而为细菌的侵入提供了机会。

妇科病的治疗与调养

（2）避免不洁性生活。不洁性生活易带入各种病原体，从而诱发宫颈炎甚至宫颈癌。

（3）积极治疗急性宫颈炎，定期妇科检查。最好每年做一次妇科检查。避免分娩或用器械损伤宫颈，产后宫颈裂伤应及时缝合。

（4）注意外阴及阴道清洁。在分娩、流产、宫颈物理治疗后应预防感染，短期内应避免性生活。

为什么要重视对宫颈糜烂的治疗

宫颈糜烂是慢性宫颈炎最常见的一种表现，多由细菌感染、宫颈损伤或盆腔充血等原因引起宫颈分泌物过多或经血量多，使子宫颈长期浸渍在碱性分泌物或经血中而引发的。妇科检查可发现糜烂面，即宫颈鳞状上皮脱落，由宫颈管的柱状上皮覆盖替代，表面常呈赤红色，凹凸不平，有的伴子宫颈息肉。宫颈糜烂可引起白带增多、白带带血或性交后出血，常有腰酸背痛、月经失调、不孕不育等症状。研究表明，宫颈糜烂与宫颈癌的发病有密切关系，所以一旦出现宫颈糜烂应积极治疗。

阴道炎

什么是阴道炎

阴道炎是不同病因引起的多种阴道黏膜炎性疾病的总称。

阴道炎分哪几种

常见的阴道炎有细菌性阴道炎、滴虫性阴道炎、念珠菌性阴道炎、老年性阴道炎。阴道炎主要属于中医的"带下""阴痒"的范畴。

引发阴道炎的病原体都有哪些

引起阴道炎的病原体很多，包括细菌、病毒、原虫、假丝酵母菌（念珠菌）、衣原体等，临床上最常见的阴道感染主要是由多种细菌引起的细菌性阴道病，还有由滴虫和白念珠菌引起的感染。

患阴道炎会出现哪些症状

在正常生理状态下，阴道组织解剖学及生物化学特点足以防御外界微生物的侵袭，不会出现炎症。但是，当阴道的自然防御功能受到破坏时，病原体易于侵入，从而引发阴道炎症。阴道炎临床上以白带的性状发生改变以及外阴瘙痒灼痛为主要临床特点，性交疼痛也常见，感染累及尿道时，可有尿痛、尿急等症状。

滴虫性阴道炎

（1）滴虫性阴道炎概念：滴虫性阴道炎是指感染阴道毛滴虫所引起的阴道炎。

（2）滴虫性阴道炎的易感人群：女性在月经期、妊娠期和产后期最容易引发此病，因为此时机体抵抗力较差，阴道内酸度减弱，适宜滴虫的生长和繁殖。

（3）滴虫性阴道炎的传播途径：滴虫性阴道炎可以通过

性交直接传染，也可以通过公共浴池、浴具、游泳池、马桶或未彻底消毒的医疗器械等途径间接传播。

（4）滴虫性阴道炎的症状：滴虫性阴道炎的主要症状为白带量增多，呈稀薄的泡沫状，颜色一般为乳白色、黄绿色，有时也可为血性或脓性，并有腥臭味；外阴瘙痒，并有灼热、刺痛感，部分患者有性交疼痛和尿频、尿急、尿痛的尿路感染的症状，严重者甚至会出现血尿。

（5）滴虫性阴道炎的防治：预防滴虫性阴道炎，首先应注意个人卫生，勤换洗衣服，避免在公共场所使用马桶，不要到卫生条件较差的游泳池游泳。

通常治疗滴虫性阴道炎可口服灭滴灵。每次口服 0.2 克，每日 3 次，连服 7 天。每次月经后是第一个疗程，连续服用 2～3 个疗程。服药后有可能出现恶心、呕吐、厌食等消化道症状，则可改为饭后服药。如果出现精神错乱、头晕、头痛等中枢神经系统症状，要立即停药。同时需要阴道上药，用灭滴灵阴道泡腾片或灭滴灵片，于每晚冲洗阴道后使用，每次 1 片，10 天为一个疗程。

此外，也可用中药外洗治疗：蛇床子 30 克，百部 30 克，苦参 50 克，明矾 15 克，生大蒜 2～3 头（去皮打破），将上药放入纱布袋中，以水煎汤后取出药袋，将药汤倒入浴盆中，先熏患处，待温坐浴 5～10 分钟，每日 2 次，7 日为一个疗程。

治疗时应坚持男女双方同时进行，禁止过性生活，以防止交叉感染，注意外阴卫生，所用毛巾、内裤应煮沸消毒，洗后不要放在卫生间阴干，应放到日光下暴晒，室内要经常开窗通风。滴虫性阴道炎经常在月经后复发，所以经过治疗，上述症状消失后，仍要在每次月经后进行复诊。如果连续 3 个月都呈阴性,方为治愈。

真菌性阴道炎

（1）真菌性阴道炎概念:菌性阴道炎是由白念珠菌(霉菌)感染引起的,发病率仅次于滴虫性阴道炎。

（2）易患真菌性阴道炎的女性: 此病多发生于长期使用激素、抗生素的女性,糖尿病患者及孕妇身上。

（3）真菌的传播途径:当 pH 值为 5.5 时,最适宜真菌繁殖、在阴道糖原增加,酸度升高时,真菌会得到迅速繁殖,从而引起炎症。长期使用抗生素者,由于体内菌种和菌群紊乱,从而使真菌得以大量繁殖,引起感染。真菌性阴道炎与脚癣也有密切关系,如果本人或家属患有脚癣,则可以通过公共脚盆、擦脚毛巾将细菌带入阴道,从而诱发感染。此外,通过性交也可以传染此病。

（4）患真菌性阴道炎的症状: 患有此病的症状为外阴常剧烈瘙痒,白带呈白色豆腐渣样或凝乳状,阴道黏膜红肿,阴道内有灼痛感,小阴唇内侧和阴道口黏膜处有灰白色成片状的凝乳状薄膜,白膜不易擦除,其基底部颜色潮红。

（5）真菌性阴道炎的防治: 在预防真菌性阴道炎时,应做到慎用抗生素、皮质醇激素、免疫抑制剂,勤换内裤,并做好消毒工作,减少长

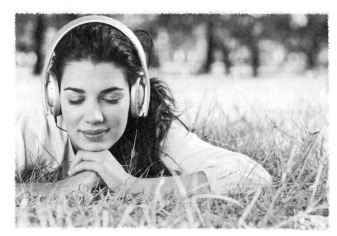

妇科病的治疗与调养

期浸渍或潮湿热的影响。在治疗时可通过以下几种方法：

① 全身治疗。积极治疗可引起真菌性阴道炎的疾病，如糖尿病。及时停用广谱抗生素、雌激素，克服不良生活习惯。

② 改变阴道酸碱度。采用碱性溶液冲洗外阴、阴道，改变阴道的酸碱度，对真菌的生长繁殖会有抑制作用。可用 2%～4% 的碳酸氢钠（小苏打）溶液冲洗阴道，每日 1 次，10 次为一个疗程。

③ 外用抗菌药、止痒剂。克霉唑栓每晚 1 粒，于冲洗后纳入阴道，10～14 天为一个疗程；或达克宁栓每晚 1 粒，冲洗后阴道上药，7 天为一个疗程。也可外用克霉唑软膏或达克宁软膏，以减轻外阴痒痛的症状。每日外涂数次，持续 2 周。益肤清软膏具有良好的止痒效果，尤其适合于患有真菌性外阴炎、阴道炎外阴痒痛难耐者。

④ 口服用药。由于真菌感染可以通过性生活在夫妻间相互传染，因此可以通过口服用药对双方进行治疗，口服药同样可以抑制肠道念珠菌。氟康唑口服，一次 0.15 克，一日一次；或斯皮仁诺口服：如为初次感染念珠菌阴道炎，每次服 0.2 克，于早、晚饭后服用，仅服 1 天。如果为复发性真菌性阴道炎，斯皮仁诺药量需加大，可每次服 0.2 克，每日 1 次，连服 3 天，也可每日服 2 次，每次 0.1 克，连服 3 天。均在饭后服药。

⑤ 中药外洗。龙胆草 100 克，苦参 100 克，蛇床子 50 克，白鲜皮 30 克，加水煎取其汁，熏洗患处，每日 2 次。

治疗期间应禁止性生活，如果同时患有脚癣，则应积极治疗脚癣，以防反复感染。孕妇患有此病，应避免感染新生儿，治疗以局部外用药为主。孕期如果反复发作，要反复治疗，一般产后即可自然停止发作。

细菌性阴道炎

（1）细菌性阴道炎概念：细菌性阴道炎，可分为嗜血杆菌性阴道炎、棒状杆菌阴道炎、厌氧菌性阴道炎、加特纳菌性阴道炎等；本病是由阴道加特纳菌和一些厌氧菌的混合感染所致，可通过性接触传染，在性关系混乱的人群中发病率较高。临床当中通过分泌物涂片检查可发现大量的脓球，并可找到致病菌，但分泌物中不会有滴虫和真菌。

（2）细菌性阴道炎症状：患者常表现为白带增多、稀薄，呈灰白色，产生带有一种腥臭味的胺类，少数患者有轻度外阴瘙痒或烧灼感。

（3）细菌性阴道炎的防治：平时应注意外阴清洁卫生，但要避免过度冲洗阴道。避免由于种种原因引起的阴道或外阴的损伤。急性炎症期应避免性生活。

细菌性阴道炎在治疗时可采取口服药，主要是选用抗氧菌的药物如灭滴灵，每次口服 0.4 克，每天 3 次，7 天为一个疗程。通常出现的反应有恶心、呕吐、食欲不振、口腔金属味、头痛、头昏、尿色加深等。可以局部用药，如灭滴灵泡腾片，每天晚上阴道上药 1 枚，放至阴道深部，7~10 天为一个疗程。也可用 1% 的乳酸或醋酸溶液进行阴道冲洗，以恢复正常生理环境，抑制细菌生长。由于本病可能与一系列妊娠并发症有关，如胎膜早破、早产、绒毛膜羊膜炎、羊水感染等，所以要密切观察病情。对于孕妇可局部外用甲硝唑、氯林可霉素治疗。

老年性阴道炎

（1）老年性阴道炎概念：老年性阴道炎是指女性步入老

年期后，由于雌激素缺乏而导致局部抵抗力降低，使病菌入侵繁殖而引起的炎症。

（2）老年性阴道炎的症状：该病主要症状为外阴瘙痒或灼热感，白带增多，呈淡黄色，质稀，严重者会出现血样脓性白带，炎症涉及泌尿器官时会出现尿频、尿痛或是小便失禁。

（3）老年性阴道炎所引起的不良后果：该病对于阴道有创伤或子宫内膜炎、盆腔炎的老年女性，更易发生。如果阴道炎症久治不愈，有可能引起阴道粘连，重者甚至会引起阴道闭锁，使炎性分泌物无法排出，由此又会发生阴道积脓或宫腔积脓。

（4）老年性阴道炎的防治：

① 女性进入更年期后，应保持良好的心态，与亲人、邻居、朋友和平相处，拥有充实和丰富多彩的生活是健康的重要保障。

② 绝经后的女性，可以在妇产科医生的指导下，经过全面的体检和生殖系统检查后，适当补充一些雌激素。

③日常生活中注意外阴清洁，应避免经常性或过于激烈的阴道冲洗。穿着纯棉内衣，每日换洗，换洗下的内衣应挂于通风处晾晒。

④ 绝经后无须避孕，可进行比较满意的性生活，但应避免过频，以免阴道壁发生创伤，感染炎症。如果患老年性阴道炎或其他妇科病时，治疗期间应避免性生活，必要时夫妻应同时检查与治疗。

⑤ 患老年性阴道炎的女性，可以到医院进行阴道分泌物化验检查，必要时做细菌培养和药物敏感试验，有针对性地进行治疗。一般辅以 1% 乳酸或 0.1% ~ 0.5% 醋酸溶液清洁

阴道,增加阴道酸度,抑制细菌生长。

⑥ 根据医生建议,可以使用甲硝唑栓放置于阴道,每晚 1 枚,7～10 天为一个疗程。不要自行选择药物,放置有刺激性的药物于阴道中,以免病情加重。

生活中应怎样预防各种阴道炎的发生

(1)锻炼身体,均衡饮食,避免过量食用含糖量高的食品。

(2)养成良好的卫生习惯,上厕所前应清洁双手,不滥用不洁卫生纸,排便后擦拭外阴时宜从前向后擦。每日清洁外阴,换洗内裤挂于通风处晾干,有自己专用的盆具、毛巾,内裤与袜子不同盆洗涤。

(3)不穿化纤内裤,不借穿他人内衣、内裤及泳装。

(4)使用公共厕所时尽量避免坐式马桶;提倡淋浴,浴后不直接坐在浴室座椅上;不在消毒不充分的游泳池内游泳。

(5)不要经常用化学洗液过分清洗外阴。

(6)不滥用抗生素,长期大量使用抗生素会破坏阴道细菌间的制约关系,使念珠菌失去抑制。

(7)糖尿病患者应积极治疗糖尿病,平时可用苏打水清洗外阴,提高阴道酸碱度,抑制真菌生长。

(8)药物避孕的女性如果反复发生真菌性阴道炎,应停用避孕药,改用其他方法避孕。

阴道炎未痊愈为什么不可停止用药

大部分女性在用药后,阴部瘙痒症状得到缓解或消除就会自行停药,而这样做很可能导致病情的反复。

症状消除说明病菌受到抑制,但疾病尚未彻底治愈。如果擅自停药，阴道酸碱度发生改变，隔几天阴道炎可能会再次复发。复发后再继续用药，这样反反复复，身体会逐渐对药物产生耐药性，造成顽固病症。严重者还可演变成慢性肾盂肾炎，最终发展成尿毒症。

糖尿病是怎样诱发阴道炎的

女性患有糖尿病时，由于尿糖刺激，会使阴道内糖原增加、酸度增高、局部细胞免疫力下降，阴道内环境的破坏和微生态的改变，为念珠菌提供了大量繁殖的条件，从而容易引发念珠菌阴道炎。

一般糖尿病并发的真菌性阴道炎较顽固，如果不控制血糖，只是单纯治疗阴道炎，不仅难以收到疗效，而且病情还易反复。因此，如果没有明确糖尿病史，但阴道炎反复或久治不愈的顽固病例，应考虑检查尿糖和血糖，明确病情反复的原因。

如果是糖尿病并发的真菌性阴道炎，则首先应该注意监测并严格控制血糖，使血糖稳定在标准水平上，以改善阴道内环境。一般来说，血糖如果控制好了，阴道炎症同时也会得到很大改善。有必要时，患者平时可以用苏打水清洗外阴，或使用2%碳酸氢钠溶液坐浴，以改变阴道的酸碱度，抑制真菌生长。

附件炎

什么是附件炎

女性内生殖器官中，输卵管、卵巢等被统称为子宫附件。

那什么是附件炎呢？

附件炎是指输卵管和卵巢处发生的炎症。但输卵管、卵巢炎常常合并有宫旁结缔组织炎、盆腔腹膜炎，且在诊断时也不易区分，这样，盆腔腹膜炎、宫旁结缔组织炎，也都被划入附件炎范畴。

引发附件炎的原因有哪些

（1）产后或流产后感染所引起。

（2）有时与器械消毒不严格的小手术有关，有时是病原体已寄生于子宫颈或阴道内，借手术操作的机会而感染。

（3）性生活发生过早、过频，或月经期性交。

附件炎易发人群及后果是什么

附件炎一般是由内外阴逆行感染所造成，在未婚或已婚女性群体中均可发生，该病常与盆腔炎相伴发生。附件炎可使输卵管闭锁，导致不孕，诱发炎症与其他并发症。

患急、慢性附件炎分别会出现哪些症状

（1）急性附件炎。腹痛明显、下坠，白带增多，可能会出现体温升高或者伴有血象升高的现象。

（2）慢性附件炎。一侧隐隐腹痛，无全身症状表现。

怎样防止附件炎的发生

（1）注意经期、产后、流产后的卫生，尽量避免性生活。阴道有出血时应立即停止性生活。

（2）进行人流、放环，其他宫腔手术或分娩时，应到正规

妇科病的治疗与调养

医院,以免消毒不严格,造成感染。

（3）附件炎的患者,要注意卧床休息,可采取半卧位以利于局限病灶。

（4）饮食以高营养、易消化、富含维生素的食物为主。

（5）遵守治疗原则,以免病情迁延日久,反复发作,最终转成慢性。

预防婴幼儿患外阴炎要注意什么

（1）注意婴儿的外阴清洁与干爽,每次更换尿布时应仔细检查婴儿外阴有无红肿或异常分泌物。

（2）周围人群中如有患生殖系统炎症或皮肤感染者,应注意隔离,防止交叉感染。母亲体内存在致病因素时,应在分娩和日常生活中注意,避免传染给婴儿。

（3）如发现婴幼儿外阴部发红,疑似感染炎症时,可在清洗擦拭后,用抗生素可的松软膏、紫草油、磺胺软膏等涂抹患处,以防感染加重。

（4）如果婴幼儿已经患外阴炎,除治疗外,还必须注意防止双侧小阴唇粘连,可在每天清洗外阴后,用两个拇指轻轻向两侧分开小阴唇。

（5）幼女不要穿开裆裤,内裤不宜过紧,以纯棉质地为最佳,如发现裤裆处有异常分泌物或血液污渍,应及时就医。

（6）教育幼儿养成清洁卫生的习惯,勤洗澡,勤换内衣裤。家长不要带年幼的孩子到公共游泳池游泳。

（7）幼儿如患蛲虫病,要及时治疗,防止经常用手抓挠外阴部。

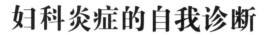

妇科炎症的自我诊断

阴部疼痛

引起外阴疼痛的原因有哪些

外阴疼痛可能是由于运动创伤、骨骼伤害或手术创伤引起的，有时分娩也会造成外阴疼痛。需要注意外阴疼痛是否伴有其他症状，结合白带颜色、气味等，判断是否因疱疹病毒等其他病毒的感染引起，如发现异常应及时就诊。

引起性交疼痛的原因有哪些

造成性交疼痛的原因有很多，有可能是女性阴道已感染阴道炎或出现扁平苔藓、硬化性苔藓的龟裂或粗糙从而引发的疼痛。此外，性爱技巧不当、男性阴茎过大、女性阴道过小、阴道还未完全润滑、阴道痉挛等都有可能产生性交疼痛。

引起阴蒂疼痛的原因有哪些

硬化性苔藓、扁平苔藓、小水泡、疱疹等皮肤病都会引起阴蒂疼痛，关节错位时压迫骨盆韧带下方的会阴神经会引起阴蒂的颤动和发热,此外还有神经瘤、外部创伤等原因。

引起外阴前庭疼痛的原因有哪些

导致外阴前庭疼痛的原因有很多,以真菌感染、疱疹、人乳头瘤病毒感染等原因为主,也有可能是日常生活中化学物品如肥皂、乳霜等接触外阴而导致疼痛。

外阴瘙痒

外阴瘙痒常见人群及后果

外阴瘙痒是妇科患者常见的症状之一,主要发生在阴蒂和小阴唇附近,也可发生在大阴唇、会阴或肛门周围,瘙痒常为阵发性或持续性。如果瘙痒反复发作,可导致外阴皮肤变厚、粗糙,甚至发生皲裂,呈苔藓状。外阴瘙痒多发于中年女性。

引起外阴瘙痒通常都有哪些原因

(1)阴道感染。阴道寄生虫感染、毛滴虫或真菌感染,都会引起阴部瘙痒。

(2)皮肤病。湿疹、药疹、干癣、硬化性苔藓、扁平苔藓、慢性单纯苔藓等皮肤病,还有尖锐湿疣、疱疹等,都会引起外阴瘙痒。

(3)针虫。针虫是肛门痒的主要原因,但也会引起阴道周围的瘙痒。

(4)外阴皮肤癌或癌前病变。外阴部位很少发现皮肤癌,如果患皮肤癌的话，皮肤表面会长出瘙痒的小点状突起，并且不会消失。皮肤癌如果能够及早发现，治愈率相当高。

（5）性交过敏。有些女性对性伴侣的精液敏感，所以产生阴部的瘙痒。

（6）雌激素水平偏低。女性接近停经时，体内雌激素浓度下降，阴部会感觉干涩和瘙痒。

（7）沐浴。水温过热、使用碱性肥皂清洁外阴或精油浴液中含有皮肤过敏的成分，都会使外阴皮肤干燥，并产生瘙痒。

怎样对阴部进行自我检查

女性阴部自检，可采取望、闻、触三个步骤：

（1）望。即用一面小镜子，放在外阴的下面，前后左右移动镜子照视，借助镜子的帮助，观察自己的外阴部。

（2）闻。即用鼻子嗅一下分泌物、经血或外阴部散发出的气味。一般正常的气味是清淡的腥味、汗酸味或无味。如果出现了腥臭味、腐臭味或特殊的气味，就可能出现了问题。

（3）触。即用食指和中指两个手指的指腹，从阴阜开始，从上而下按触外阴，直至肛门。正常触摸外阴的时候，感觉应是光滑、柔软，如果不用力按，也不会感到疼痛。若摸到小的结节或肿块，则需要到医院进行检查。此步骤之前要先把手洗干净。

阴部自检能发现哪些异常情况

（1）尖锐湿疣。这是一种性传播疾病，一般与不洁性交有关。发病时，外阴瘙痒，分泌物增加。早期外阴部的皮肤、黏膜粗糙不平，随后可摸到小结节或肿块，样子为毛刺状，或者像大小不等的菜花状、鸡冠花状的灰白色肿物，多分布在小阴唇的内侧、大小阴唇之间的唇间沟、会阴和肛门。

（2）外阴肿瘤。良性肿瘤有乳头瘤、纤维瘤等，是生长在大阴唇外侧的单个肿瘤，并不多见。恶性肿瘤是外阴鳞状上皮癌，在外阴部可以摸到硬结或肿物，常伴有疼痛或瘙痒，有的患者在外阴部位还长有长期不愈的溃疡。

（3）外阴白色病变。也称慢性外阴营养不良，一般发生在 30～60 岁的女性，主要症状是外阴奇痒难忍，抓破以后伴有局部疼痛。外阴皮肤增厚，颜色多为暗红色或粉红色，夹杂有界限清晰的白色斑块。如果发现有外阴白斑，应及时治疗。

外阴出现异味会是哪些原因造成

（1）毛滴虫阴道炎。当女性发现阴道分泌物有类似鱼的腥臭味，并伴有瘙痒时，应考虑是否患毛滴虫阴道炎。

（2）真菌感染。这种原因不太常见，一般呈发酵味、酸味、酸腐味，有时是因为阴道细菌增生导致真菌感染，所以混合了细菌及真菌感染的气味。

（3）阴道细菌增生症。这一原因较为常见，它不是一种感染症，而是一种因阴道内细菌生态不平衡导致的疾病。由于阴道内正常的乳酸菌群减少，有害细菌增加，酸碱平衡被打破，从而阴道液体蛋白质浓度增高，散发出蛋白质腐化的气味。

（4）尿液。泌尿道感染时，尿液会有腐臭味；鱼臭症候群的患者，尿液中会因无法代谢的三甲胺而产生鱼腥味；尿失禁也是异味的来源之一。

（5）排汗。由于汗液里有血液过滤后的尿素，而且汗腺出口附近区域的细菌分解汗液时，也会给外生殖器带来异味。

（6）生理周期。随着月经周期的循环，阴道的气味也会有所不同，月经期间的异味较浓。

引起阴道分泌物异常都有哪些原因

（1）性传染病。如果白带持续呈黄白色并伴有轻微的瘙痒，有时候会有持续的骨盆疼痛，或有疱疹长出，外阴有刺痛及灼热感，身体有发热、肌肉酸痛等不适感，则可能感染了披衣菌或淋病等性传染疾病，应及时就医。

（2）阴道炎。主要有阴道瘙痒和灼热等症状，这是白带产生异常最常见的原因。可能是真菌感染、阴道细菌增生症、毛滴虫阴道炎或是其他种类的阴道炎，应通过检查找出病因，并及时治疗。

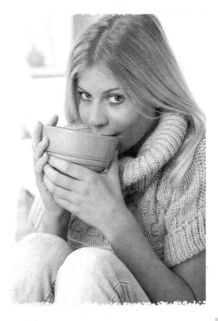

（3）子宫颈外翻。子宫内颈的内层细胞会长到子宫颈外，形成外翻，导致子宫颈黏液的分泌量增加。这是一种正常的现象，主要原因是雌激素旺盛，使细胞过度生长，一般不需要治疗。

（4）子宫、输卵管、卵巢的问题。有些分泌物在显微镜下观察可找到红细胞，这种情况比较少见，多发生于停经后的女性。有时需要进一步检查，例如做子宫内膜切片以检查子宫内膜。

（5）瘘管。由于阴道和直肠之间的裂口或阴道和膀胱间的裂口，可能会导致阴道分泌物伴有少量气体和粪便，需要手术进行治疗以关闭瘘管。

外阴白斑

外阴白斑是一种什么病

外阴斑也称硬化萎缩性苔藓、硬化性苔藓、外阴干枯症等，现统称为慢性外阴营养不良，是指女性外阴皮肤和黏膜组织发生变性及色素改变的这组慢性疾病。这是一种外阴上皮非瘤样病变，一般发生在 30 ~ 60 岁的女性。外阴白斑的癌变率一般只有 2%，如果外阴白斑伴有不典型增生时，才可称为癌前病变，约占 10%。

患外阴白斑会有哪些不适反应

外阴白斑的发病多与局部神经血管功能紊乱，造成外阴深部结缔组织营养失调有关，还与局部阴道分泌物的刺激、精神因素或全身性营养缺乏、内分泌失调、代谢障碍等原因有关。此病先发生于小阴唇内外侧及阴蒂，继而延及大阴唇内侧呈灰白色斑块，表面角化、粗糙，甚至有皲裂，伴浸润肥厚，会出现奇痒，可持续数月甚至数十年，这种瘙痒不分季节与昼夜，叫人难以忍受。如果伴有滴虫性阴道炎或真菌性阴道炎，瘙痒还会加剧。

外阴白斑会造成哪些不良后果

当病史较长时，皮肤将变硬，从而导致阴道口狭窄，大小阴唇、阴蒂萎缩、粘连，直接影响到性生活；其次，虽然随着子宫内膜的剥脱和经血的排出，可使侵入宫腔的病原体得以清除，但如果患者的防御功能下降，或病原体的致病力强，则不但可引发炎症，而且可在体内扩散或蔓延到邻近器官，严重的甚至会危及患者的生命。

怎样通过白带异常自我诊断疾病

正常白带呈白色稀糊状或蛋清样，较为黏稠，无腥臭味，量少。如果生殖道出现炎症，特别是阴道炎和宫颈炎，或生殖道发生癌变时，白带量会显著增多，且性状也有改变。

（1）透明白带。蛋清样，但量显著增多，多为慢性宫颈炎或卵巢功能失调所致。

（2）白色或灰黄色泡沫状稀薄白带。滴虫性阴道炎的特征，常伴有外阴瘙痒。

（3）凝乳块状白带或豆渣样白带。念珠菌性阴道炎的特征，常伴有外阴瘙痒或灼痛。

（4）灰白色稀薄腥臭味白带。常见于细菌性阴道炎，为正常生长在阴道内的细菌生态平衡失调引起的。

（5）脓样白带。黄色或黄绿色，黏稠，多有臭味。细菌所致的急性阴道炎、宫颈炎和宫颈管炎都可引起。

（6）血性白带。白带中混有血液，可能由宫颈癌或子宫内膜癌引起，也可由宫颈息肉、重度宫颈糜烂引起。

（7）水样白带：持续有淘米水样白带，而且特别臭，有患晚期宫颈癌、阴道癌或宫腔内积脓的可能。

阴道出血通常都是哪些原因引起的

（1）经量增多。月经量多或经期延长，但月经周期基本正常，有患子宫肌瘤的可能。其他原因还有子宫内膜异位症（又称子宫腺肌病）、月经失调、放置宫内节育器等，均有可能导致经量增多。

（2）不规则的阴道出血。多发生在青春期和更年期，一般为月经失调。

（3）不规则的长期持续阴道出血。常由生殖道恶性肿瘤所致，多见于宫颈癌或子宫内膜癌。

（4）性交后阴道出血。性交后立即有鲜血出现，可能患早期宫颈癌、宫颈息肉或子宫黏膜下肌瘤。

（5）两次月经中间阴道出血。发生在下次月经前 14～15 日，历时 3～4 日，且血量极少，多为排卵期出血，并无大碍。

（6）经期或经期后点滴阴道出血。阴道内持续极少量赭红色出血，常为放置宫内节育器的不良反应。

（7）阴道出血。育龄女性首先考虑与妊娠有关的疾病，如流产、异位妊娠、葡萄胎等；更年期女性多为月经失调，但也有生殖道恶性肿瘤的可能；老年女性出血量少，历时 2～3 日，多为绝经后子宫内膜脱落或老年性阴道炎；出血量较多、流血持续不净或反复阴道出血，可能患子宫内膜癌。

妇科病的治疗与调养

哪些病症会引起女性下腹疼痛

（1）下腹痛部位。下腹正中疼痛多由子宫病变引起；左侧下腹痛多由该侧子宫附件病变引起；右侧下腹痛也可能是阑尾炎引起的；双侧下腹痛甚至全腹疼痛，可能由卵巢囊肿破裂、输卵管妊娠破裂或盆腔腹膜炎引起。

（2）下腹痛时间。月经周期中间出现一侧下腹隐痛，多为排卵引起的；月经前后或经期出现下腹痛、坠胀，多为原发性痛经，或患有子宫内膜异位症；有规律的下腹痛但无月经多为经血排出所致，可见于先天性生殖道畸形或术后宫腔、宫颈管粘连等。

（3）下腹痛性质。隐痛或钝痛多为慢性炎症或腹腔内积液所致；坠痛多因子宫腔内有血或脓不能排出引起；阵发性绞痛可能是子宫或输卵管等宫腔器官收缩引起；撕裂性锐痛可能是输卵巢肿瘤破裂引起；顽固性疼痛难以忍受可能由于晚期癌症侵犯神经引起。

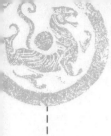

女性乳腺疾病

妇科病的治疗与调养

乳腺炎

乳腺炎是什么原因引起的

乳腺炎中医又称乳痈。为哺乳期女性常见的病症,尤其以初产妇最为多见,好发于产后第 3 ~ 4 周。急性乳腺炎是乳腺的急性化脓性感染,为细菌(金黄色葡萄菌等)在乳头破裂、乳头畸形或乳头外伤的情况下,经乳头逆行侵入乳腺组织所引起的。

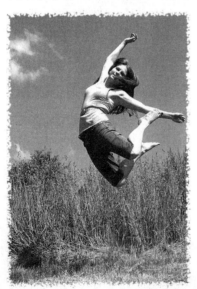

患急性乳腺炎的原因及会出现哪些症状

患急性乳腺炎前,常有乳头皲裂、乳头隐畸形、乳房受挤压、乳汁瘀积等诱因。乳腺炎的初起症状为乳房肿胀、疼痛、肿块压痛;表面会有红肿、发热症状,严重者会出现高热、寒战;患侧淋巴肿大,形成脓肿。

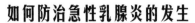

如何防治急性乳腺炎的发生

预防急性乳腺炎的关键在于做好乳房的护理，避免乳汁瘀积，出现瘀积时要及时处理。平时要防止乳头损伤，保持其清洁，每次喂乳应当将乳汁吸空。如果乳头出现凹陷，应经常提拉乳头进行纠正。

患有急性乳腺炎时一般不需要停止哺乳，如果感染严重，或脓肿排脓后并发乳瘘，则应立即停止哺乳。

怎样治疗乳腺炎

治疗急性乳腺炎可局部用止痛药膏，如酒花素、鱼肝油铋剂，以促进伤口愈合。出现积乳囊肿时，可在热敷后用手按摩，从乳房四周向乳头方向做轻柔按摩，促使乳腺管通畅，乳汁排出。一旦脓肿形成，应及时手术，切开引流。

乳腺增生

什么是乳腺增生

乳腺增生是一种乳腺组织异常增生性疾病，其本质是生理增生与复旧不全造成的乳腺正常结构的紊乱，是女性常见的多发病之一。

为什么不能忽视乳腺增生

此病的发病人群为 25 ~ 45 岁女性。发病原因多与内分泌失调和精神因素有关，绝经期后少见。本病有恶变发展为乳腺癌的可能,其恶变率为 2% ~ 4%,所以应高度重视。乳腺增生属于中医的"乳癖"范畴。

乳腺增生会出现哪些症状

主要表现为乳管及腺泡上皮增生,单侧或双侧乳房胀痛或触痛,乳房出现肿块,月经前期肿块会增大,质地较硬,月经后肿块缩小,质韧而不硬。有时可有乳头溢液,呈黄绿色、棕色或血性,偶尔会出现无色浆液性。

如何治疗乳腺增生

部分患者发病后 1 ~ 2 年常可自行缓解,不需要治疗。如果症状较明显,病变范围较为广泛,可用胸罩托起乳房,并服用相应的中药治疗,或用 5% 碘化钾,均可使症状得以缓解。如果治疗效果不明显,且患者年龄在 40 岁以上,病变范围没有扩大时,应考虑手术切除。

乳房纤维腺瘤

什么是乳房纤维腺瘤

乳房纤维腺瘤是女性中最常见的良性肿瘤,多发生于 15 ~ 30 岁的女性,可发生在单侧或双侧乳房内,通常以单发性居多。

乳房纤维腺瘤的特点是什么

乳房纤维腺瘤除肿块外,患者多无自觉症状。肿块增大

妇科病的治疗与调养

缓慢,为卵圆形或圆形,质地为中等硬度,表面光滑,与皮肤无粘连,肿块易被推动。月经期对肿块的大小没有影响。

怎样治疗乳房纤维腺瘤

一般来说,乳房纤维腺瘤癌变的概率很小,癌变率一般在 1% 以下。治疗此病的唯一有效方法就是手术切除,特别是妊娠前或妊娠后发现的乳房纤维腺瘤,一般都应进行乳房切除。

乳腺癌

什么是乳腺癌

乳腺癌是乳腺导管上皮细胞在各种内外致癌因素的作用下,细胞失去正常特性而异常增生,以致超过自我修复的限度而发生癌变的疾病。临床以乳腺肿块为主要表现。乳腺癌是女性最常见的恶性肿瘤之一,发病率高,颇具侵袭性,但病程进展缓慢。

导致乳腺癌的发病原因有哪些

目前,医学界对于乳腺癌的发病原因还没有确切定论,均认为可能与以下因素有关:

(1)遗传因素。研究表明,有家族史者的乳腺癌发病率要高于无家族史者。尤其是双侧乳腺癌患者和发病年龄较小的患者的后代,发生乳腺癌的危险性更大。

(2)内分泌因素。内分泌失调是乳腺癌的发病因素之一。

如果乳房长期受内分泌激素的异常刺激，就会导致乳腺组织癌变，其中雌激素和黄体素与乳腺恶变关系最为密切。

（3）饮食因素。研究表明，饮食中脂肪总消耗量高的国家，乳腺癌的发病率也较高。因为脂肪可以强化雌激素 E1 的转化过程，增加雌激素对乳腺细胞的刺激。此外，有报道称，饮酒可增加绝经期女性，或是曾经使用过雌激素的女性患有乳腺癌的风险。

（4）环境因素。资料证明，受到太阳辐射较强的地区，乳腺癌的发病率较低，而接受太阳辐射热能较少的地区，乳腺癌的发病率则较高。另外，接触电离辐射可以增加肿瘤的发病率，乳腺暴露于射线下的女性发生乳腺癌的概率较高。

（5）其他因素。免疫功能低下，使抗癌因子的免疫功能受到抑制，或乳房受到外伤刺激，都容易引发乳腺癌。

乳腺癌的症状是什么

乳腺癌的临床症状最显著的有四大特征：

（1）无痛性肿块。绝大多数乳腺癌患者是因发现乳房肿块才去就诊。乳腺癌的肿块常发生在乳房的外上方靠近腋窝的部位，以单侧乳房的间发肿块最为常见。其次是双侧或单侧多发肿块。肿块大小不一，多为不规则的形状，触摸时会感到坚硬如石，边界不清。肿块的活动度较差，晚期常与胸壁粘连固定不动。应当注意的是，乳腺癌通常是无痛性肿块，只有约 10% 的患者会感到患处有轻微不适或疼痛，但与月经周期没有明显的关系。

（2）乳头溢乳。此现象的平均发生率在 14.3%，尤其是年龄在 40 岁以上的患者，会出现溢液为血性或水样并伴有乳房肿块。

（3）皮肤出现褶皱。乳腺癌可导致乳房皮肤发生改变。早期乳腺癌侵犯腺体和皮肤之间的韧带，使皮肤出现凹陷，呈现"酒窝征"。中、晚期皮肤会出现溃疡、红肿、水肿及"橘皮样变"。炎性乳腺癌可出现乳腺皮肤表面发红和局部皮肤温度升高。此外,乳头还会出现脱屑、糜烂、回缩等。

（4）腋淋巴结肿大。有少数人可出现不明原因的腋淋巴结肿大。

乳腺癌的诊断方法有哪些

（1）红外线扫描。利用人体不同结构的软组织对红外线的吸收率不同而进行的检查,可作为一种初步筛选的方法。

（2）乳腺X线检查。医生可通过影像学检查判定是否有肿块存在。通常此方法对肿块检查的准确率可达70%～90%。

（3）超声波检查。这种方法对于检测乳腺肿块的位置及大小十分准确,不过对于判断乳腺肿块是良性还是恶性比较困难。

（4）穿刺。把细针插入肿块中,抽出少量组织,做细胞学检查,来判定肿块性质是良性还是恶性,这是目前确诊的唯一方法。

（5）其他方法。包括CT、磁共振,用以判断肿块是否存在,以及肿块的大小、位置等,但难以定性。如果已经确诊为乳腺癌,可用这些方法来检查骨骼、胸部、肺部等有无癌细胞侵犯或转移。

如何治疗乳腺癌

目前对于乳腺癌的治疗，主要采取手术、放疗、化疗、内分泌治疗这四种手段。需要明确的是，乳腺癌的治疗并不是运用的手段越多越好，而是应该根据患者的具体病情，如病情早晚、转移部位、年龄大小、是否绝经等情况来科学进行选择。

预防乳腺癌要注意哪些问题

（1）调节饮食。适当节制动物脂肪的摄入，少饮酒。研究表明，肉类、煎蛋、黄油、奶酪、动物脂肪都会增加患乳腺癌的危险性，而绿色蔬菜、水果、鲜鱼、低脂奶制品则可减少患乳腺癌的危险性。

（2）进行体育锻炼。每天坚持体育锻炼，有助于促进乳房及全身的血液循环，尤其对绝经后的女性更为有益。

（3）保持良好的心态。避免精神刺激，保持情绪稳定，培养良好的心理素质，可增加自身的抗癌能力。

（4）对乳房进行适当的生理保护。提倡母乳哺养，断奶要缓慢进行。通过婴儿吸吮母乳而使乳管畅通，从而起到保护乳腺的作用。采用合适的胸罩改善乳房的血液和淋巴循环也很重要。

（5）及时治疗乳腺良性疾病。一般来说，多数乳房肿块、疼痛和溢液都属于良性的乳腺增生，通过及时治疗，可以有效预防乳腺癌的发生。

（6）对于使用雌激素替代疗法的更年期女性，应定期进行乳房检查，在激素的使用量上应低剂量、短疗程。

（7）定期体检。通过定期体检，做到早发现、早治疗。建

妇科病的治疗与调养

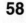

议 20 岁以上的女性,每个月做 1 次乳房自查。40 岁以上的女性,至少每年做 1 次临床检查,每两年做 1 次钼靶 X 线检查。

怎样对乳房进行自我检查

对乳房做自我检查可采取外观与触摸两种方法:

(1)外观检查。脱去上衣,面对镜子,双臂叉腰或上举过头,反复数次,观察乳房外形、轮廓、位置是否完整对称,有无异常现象。正常的乳房具有完整的弧形轮廓,这种弧形的任何异常改变都要引起充分重视。观察乳房皮肤是否光滑,色泽是否正常,有无静脉扩张、水肿及区域性凹陷。

患有乳腺癌时,乳头也会有明显变化,查看两侧乳状高度是否在一条水平线上,两侧乳头、乳晕的颜色是否一样,乳房的皮肤有无脱落或糜烂,乳头是否有抬高或回缩。乳房有病时,乳头可出现内陷、回缩、抬高等现象;挤压乳房,乳头可流出血性液体或褐色、暗红色、淡黄色液体;乳头、乳晕的表皮可脱屑、潮红、糜烂;两侧乳房的大小不一致。

(2)触摸检查。四指并拢,用手掌面接触乳房,轻轻用力向下揉动,速度缓慢,顺序为由内向下、向外,最后移到乳晕中心部位。如果摸到一些小结节,即乳腺组织,说明乳房发育正常。在触摸过程中,应注意乳房的外上部及中心部分,应仔细检查这些部位是否有肿块。然后平卧,将左手臂放在头后,右手掌面摊平轻压左侧乳房,由乳房外圈向内移动,至少查 3 圈;左手以相同的手法检查右乳房。查左乳房时以逆时针方向,查右乳房时以顺时针方向,触摸时注意有无肿块、硬结。然后用拇指和食指轻挤乳头,观察有无液体排出,注意液体颜色。最后用手抚摸双侧腋下及锁骨上窝（位于颈两侧与肩之间）淋巴结，检查是否有淋巴结肿大等。如发现肿块、硬结或有液体流出，应及时就诊。

自行检测乳房每3个月做1次，坚持每月1次则更佳。检查的时间应在月经过后的7～10天进行。因为此时乳房较为柔软，便于检查乳房中有无水肿及病理性肿块。

副　乳

什么是副乳

副乳又称多乳，它可以发生在乳腺上的任何部位，最常见的部位是在腋前区，亦可见于腋中央和腹壁，偶尔也可见于腹股沟处。

副乳有哪几种

常见副乳主要有以下三种：

①有乳腺组织无乳头。

②有乳头无乳腺组织。

③有乳头又有乳腺组织。

副乳的特点是什么

凡是有腺体组织的副乳，同正常乳房一样受性激素的影响，呈周期性变化，经前期胀痛，妊娠时明显增大，有乳头的在哺乳期间甚至还分泌出乳汁来。副乳也可发生与正常乳腺相同的常见疾病，如增生、囊肿、副乳腺癌等，如果发现有肿

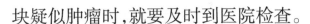

块疑似肿瘤时,就要及时到医院检查。

怎样治疗腋下副乳

副乳多数并不影响健康,但有的副乳体积过大,或腺体过多出现疼痛等症状,应到医院诊治并考虑手术切除。女性有腋下副乳,觉得影响美观者,可尝试以下方法进行治疗。

(1)勤做胸部按摩。胸部按摩注重捏与推的技巧,将身体直立,即可看见腋下到胸部的突出的副乳。在内凹部分,用中指和大拇指以适当的力量反复捏揉;突出的部分则握拳以指关节的力量,将副乳由外向内推。左胸用右手操作,右胸以左手即可。

(2)多做哑铃运动。将身体立正站直,正握哑铃于腹部前方,与身体平行后拉起哑铃至下颌处,然后吸气,再放下至原处,吐气。一轮做 15~25 次,每日坚持做 3~5 轮,每轮之间可休息 1~2 分钟。

(3)选择穿调整型胸衣。选择胸衣时,首先要大小适合自己,以免过小而使乳房脂肪外溢,或过大而起不到支撑作用。有副乳的女孩儿最好选择侧边加高并加宽、可完整包覆整个胸部的全罩杯胸衣,也可通过调整型胸衣来帮助矫正胸形。

为什么预防各类乳腺疾病的发生应从生活中做起

(1)生活有规律,劳逸结合,保持性生活和谐,可以调节内分泌,保持体内激素水平正常。

(2)少吃油炸食品、动物脂肪、甜食及补品,多吃蔬菜、水

妇科病的治疗与调养

果、粗粮,多吃核桃、黑芝麻、蘑菇等有利于健康的食品。

（3）多运动,防止肥胖,提高免疫力。

（4）不要滥用保养品、含雌激素的美容用品,不吃用雌激素喂养的鸡肉、猪肉、牛肉等。

（5）避免人工流产,产妇多哺乳,可以预防乳腺疾病。

（6）坚持自我检查和定期检查,及时发现病情,制定合理治疗方案。

妇科病的治疗与调养

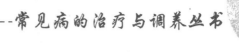

女性生殖器官肿瘤

什么是女性生殖器官肿瘤

生殖器官肿瘤又称妇科肿瘤，是指女性生殖器官任何部位发生的良性及恶性肿瘤。生殖器官包括外生殖器官和内生殖器官，外生殖器官有阴阜、大阴唇、小阴唇、阴蒂和阴道前庭等，内生殖器官包括阴道、子宫、卵巢和输卵管。依器官的组织结构不同，肿瘤的类型亦不相同。据统计，女性生殖器官肿瘤占全身肿瘤的 1/5，其中以子宫和卵巢的肿瘤最多见。

女性生殖器官良性肿瘤的特点是什么

女性生殖器官良性肿瘤是指一种生长比较缓慢，一般情况下不破坏周围组织和器官、不发生转移、不危及生命的肿瘤。良性肿瘤多以子宫和卵巢肿瘤最为常见。

女性生殖器官恶性肿瘤的特点是什么

女性生殖器官恶性肿瘤是指各种癌症。它生长迅速，破坏性强，早期扩散，发生转移，短期内出现症状。恶性肿瘤以宫颈癌最为多见，其次为子宫内膜癌，卵巢恶性肿瘤则占第三位。

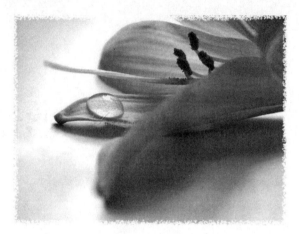

子宫肌瘤

什么是子宫肌瘤

子宫肌瘤由平滑肌和结缔组织所构成，为单个或多个大小不一的球形、实性、质硬的肿块，小者直径仅有数毫米，大者可充满整个腹腔。多数子宫肌瘤无明显症状，只有在盆腔检查时才被发现。

子宫肌瘤是女性生殖系统中最常见的良性肿瘤，其确切病因尚不清楚，可能与体内雌激素紊乱有关，多发生于30~50岁女性。

患子宫肌瘤会出现哪些症状

（1）子宫出血。这是子宫肌瘤的主要症状，出现于半数或更多的患者。其中周期性出血（月经量过多、经期延长或者月经周期缩短）约占2/3，非周期性出血占1/3。

（2）腹部肿块。子宫肌瘤一般位于下腹正中，少数偏居下腹一侧，质硬或有高低不平感。腹部肿块的发现多在子宫肌瘤长出骨盆腔后，常在清晨空腹膀胱充盈时明显。

（3）疼痛。有腹痛、腰酸、痛经、下腹坠胀之分,程度多不严重。疼痛乃肿瘤压迫盆腔血管引起瘀血,或压迫神经,或肌瘤坏死感染引起盆腔炎,粘连、牵拉等所致。

（4）压迫症状。宫颈部肌瘤如压迫膀胱,则出现尿频或排尿困难、尿潴留等症状;压迫输尿管,可致肾盂积水、肾盂炎;生长在子宫后壁的肌瘤可压迫直肠,引起便秘,甚至排便困难;盆腔静脉受压可出现下肢水肿。压迫症状在月经前期较显著,因为子宫肌瘤在此时可充血肿胀。

（5）白带增多。盆腔充血或炎症可使白带增多,黏膜下肌瘤发生溃疡、感染、出血、坏死时,则会产生血性白带或脓臭性白带。

子宫肌瘤能引发哪些疾病

（1）不孕与流产。子宫肌瘤患者常因不孕就诊而发现患有子宫肌瘤,而患者自然流产率也高于正常人群。

（2）贫血。由于子宫肌瘤引起月经过多,可导致大量出血。严重时可表现为全身乏力,脸色苍白,心慌气短等。面色晦暗,脸部突然长了黄褐斑及暗疮,口臭,脱发严重,免疫力下降,体质虚弱等。

（3）高血压。子宫肌瘤患者伴有高血压,多与输尿管压迫有关。

子宫脱垂

什么是子宫脱垂

医学上指子宫从正常位置沿阴道下降，宫颈外口达坐骨棘水平以下，甚至子宫全部脱出于阴道口以外，称为子宫脱垂。

子宫脱垂是由哪些原因造成的

子宫脱垂主要由分娩时损伤造成，如分娩时软产道过度伸展撕裂，没有及时修补，或子宫口没有开全时过早用力，以及难产处理不当等，都可能造成支撑子宫的盆底组织松弛或撕裂。此外，产后过早劳动或患有慢性咳嗽、习惯性便秘，以及长期从事蹲、站工作，均会造成腹腔内压力增加，使子宫下移。

子宫脱垂的程度是怎样区分的

根据脱垂的程度，子宫脱垂可分为 3 度：

（1）Ⅰ度。子宫体下降，宫颈口位于坐骨棘和阴道口之间。

（2）Ⅱ度。指子宫颈已脱出阴道口之外，而子宫体或部分子宫体仍在阴道内。但因包括范围过大，轻者仅宫颈脱出阴道口外，重者可因宫颈延长，以致延长的宫颈及阴道壁全部脱出阴道口外。Ⅱ度子宫脱垂又分轻、重两型。轻Ⅱ度指子宫颈及部分阴道前壁翻脱出阴道口外。重Ⅱ度指宫颈与部分宫体以及阴道前壁大部分或全部翻脱出阴道口外。

（3）Ⅲ度。指整个子宫体与宫颈以及全部阴道前壁及部分阴道后壁均翻脱出阴道口外。

子宫内膜异位症

什么是子宫内膜异位症

子宫内膜异位症是当具有生长功能的子宫内膜组织出现在子宫腔被覆黏膜以外的身体其他部位。

子宫内膜异位多发于哪些部位及人群中

异位子宫内膜虽可生长在远离子宫的部位，但绝大多数病变出现在盆腔内生殖器官和其邻近器官的腹膜面，如卵巢、宫骶韧带、子宫下部后壁浆膜面以及覆盖直肠子宫陷凹、乙状结肠的腹膜层和直肠阴道隔，其中以侵犯卵巢者最常见，约占80%。其他如宫颈、阴道、外阴亦有受波及者。多发于25～45岁女性，发病率在近年有所上升。

子宫内膜异位的原因是什么

子宫内膜异位症的病因尚不清楚，可能与慢性炎症、卵巢分泌激素的刺激、先天性宫颈狭窄或阴道闭锁等经血潴留，各种进入宫腔的手术，如剖宫取胎术后、分娩后的会阴切口均可导致子宫内膜异位症，机体免疫功能异常和遗传因素等有关。

子宫内膜异位症常有哪些症状

子宫内膜异位症的症状因人而异，且可因病变部位不同而出现不同症状，约 20% 的患者无明显不适。可出现的症状有痛经和持续下腹痛、月经失调、不孕、性交痛。如果是肠道子宫内膜异位症患者可出现腹痛、腹泻或便秘，甚至有周期性少量便血。

怎样防治子宫内膜异位症

预防子宫内膜异位症，应防止经血逆流，避免手术操作所引起的子宫内膜异位。有的学者认为药物避孕也可减少此病的发生。

治疗应根据患者年龄、症状、病变部位和范围以及对生育要求等不同情况加以全面考虑。对于症状轻微者可采取期待疗法；对于有生育要求的轻度患者可先进行药物治疗，病情较重者应采取保守手术；对于年轻无继续生育要求的重度患者可采用保留卵巢功能手术辅以激素治疗；对于症状和病变均严重的无生育要求患者可考虑根治性手术。

子宫内膜癌

什么是子宫内膜癌

该病又称子宫体癌，是指子宫内膜发生的癌变。

哪个年龄段女性易患子宫内膜癌

子宫内膜癌绝大多数为腺癌，是女性生殖道常见三大恶性肿瘤之一。此病多发于 58~61 岁的女性人群中，近年发病率有上升趋势。

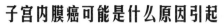

子宫内膜癌可能是什么原因引起

子宫内膜癌的确切病因不十分清楚，可能与雌激素对子宫内膜的长期持续性刺激、体质、遗传等因素有关。

患子宫内膜癌会出现哪些症状

子宫内膜癌患者的主要症状为不规则阴道流血，量一般不多。少数患者会出现排液增多现象。早期可出现浆液性或浆液血性排液，晚期合并感染则会出现脓血性排液，并伴有恶臭。当癌瘤侵犯周围组织时，可引起下腹胀痛及痉挛样疼痛。晚期患者会出现全身症状，如贫血、消瘦、恶病质、发热及全身衰竭等。

怎样治疗子宫内膜癌

子宫内膜癌的治疗原则应根据子宫大小、肌层是否被癌浸润、宫颈管是否累及、癌细胞分化程度及患者全身情况等而定。主要是通过手术、放疗及药物治疗，可单独使用也可综合应用。

预防子宫内膜癌要注意哪些问题

（1）普及防癌知识，定期进行防癌检查。

（2）正确掌握使用雌激素的指征，更年期女性使用雌激素替代治疗时，应在医生指导下加服孕激素，以对抗雌激素的作用。

（3）绝经期女性发现月经紊乱或不规则阴道流血时，应及时去医院检查，以便排除是否为子宫内膜癌。

（4）绝经后女性一旦出现阴道流血，就应警惕是否患有子宫内膜癌。

卵巢囊肿

什么是卵巢囊肿

卵巢囊肿属广义上的卵巢肿瘤的一种，各种年龄年龄段的女性均可患病，但以20-50岁女性最为多见。

卵巢囊肿是育龄期妇女最常见的一种疾病。恶变率高，占良性卵巢肿瘤的10%左右。由于早期诊断困难，就诊时70%已属晚期，很少能得到早期治疗，5年生存率始终徘徊在20%～30%，是威胁妇女生命最严重的恶性肿瘤之一。

患卵巢囊肿会出现哪些症状

由于卵巢囊肿早期没有明显症状，患者往往因其他疾病就医时才被发现。所以在有如下症状时应及时检查。

（1）下腹不适感。由于肿瘤本身的重量以及受肠蠕动及体位变动的影响，可能在下腹或髂窝部有充胀、下坠感。腹围增粗、腹内有肿物，或在晨间偶然感觉按腹时有肿物，应考虑有囊肿产生。

（2）腹痛。卵巢囊肿如无并发症，极少疼痛，发生疼痛的卵巢囊肿患者多是瘤蒂发生扭转，偶尔为肿瘤破裂、出血或感染所致。此外，恶性囊肿多会引起腹痛、腿痛。

（3）月经紊乱。一般卵巢囊肿并不破坏所有的正常卵巢组织，多半不引起月经紊乱。有的子宫出血是因卵巢瘤使盆腔的血管分布改变，引起子宫内膜充血而引起；或由于卵巢恶性肿瘤直接转移至子宫内膜所致。

（4）压迫症状。卵巢肿瘤巨大可因压迫横膈而引起呼吸困难及心悸，卵巢肿瘤合并大量腹水者也可引起此种症状。腹腔内压增加还会影响下肢静脉回流，引起下肢水肿。此外，如盆腔脏器受压，常会发生排尿困难、尿潴留、尿急或大便不畅等现象。

（5）腹水。腹水存在常为恶性肿瘤的特征，但良性囊肿如卵巢纤维瘤及乳头状囊腺瘤亦可产生腹水。

（6）内分泌症状。如多毛、声音变粗、阴蒂肥大等为男性化囊肿。

（7）恶病体质。其特征是腹部极度膨大、身体显著消瘦、痛苦的面部表情及脏器严重衰竭。

如何预防卵巢囊肿的发生

月经期和产后妇女应特别注意饮食的营养、严禁房事，保持外阴及阴道的清洁，心情舒畅稳定，尽量减轻生活中的各种压力，切忌忧思烦怒，学会自我调节。注意保暖，避免受寒，或冷水淋洗、游泳等。注意劳逸适度，饮食宜清淡、易消化，忌食生冷刺激性食物。

卵巢瘤

什么是卵巢瘤

卵巢肿瘤是女性生殖器常见肿瘤，分良性和恶性两种，任何年龄段的女性都可能发生,但以 20~50 岁发病最为常见。对于恶性肿瘤,由于卵巢位于盆腔深部,不易触及,至今仍缺乏有效诊断方法,当无意体检发现时,大多已到中、晚期。卵巢恶性肿瘤五年存活率仍较低,为 25%~30%,可以说,卵巢恶性肿瘤已成为严重威胁女性生命的疾病。

患良性卵巢瘤有什么症状

卵巢良性肿瘤的症状:早期肿瘤较小,多无症状,不容易摸到,通常会在妇科检查时偶然发现。肿瘤增至中等大时,常感腹胀或可触及腹部肿块,块物边界清楚。可见腹部隆起,块物活动度差。如果肿瘤长至占满骨盆、腹腔,会出现压迫症状,如尿频、便秘、气急、心悸等。

患恶性卵巢肿瘤会出现哪些症状

恶性卵巢肿瘤即为卵巢癌。主要症状为腹胀、腹部肿块及腹水等。肿瘤如果向周围组织浸润或压迫神经,可引起腹痛、腰痛或下肢疼痛。如果压迫盆腔静脉,可出现下肢水肿。如果是功能性肿瘤,可产生相应的雌激素或雄激素过多症状。晚期时表现消瘦、严重贫血等恶病质征象。

引发恶性卵巢肿瘤的主要因素是什么

卵巢肿瘤的高危发病原因主要有遗传和家族因素,20%~25% 卵巢恶性肿瘤患者有家族史。环境因素、内分泌因素、持续排卵等因素也会诱发卵巢肿瘤。卵巢肿瘤多数为良性,实质性的多数为恶性。部分良性肿瘤有可能转化为恶性,良性肿瘤与恶性肿瘤的发病率为 9:1。

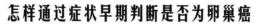

怎样通过症状早期判断是否为卵巢癌

（1）月经过少或闭经。多数卵巢癌患者在早期无月经的变化。若卵巢正常组织均被癌细胞破坏,患者全身状态欠佳,可出现月经过少或闭经。

（2）腹胀。由于肿瘤本身的压迫,并在腹腔内牵引周围韧带,加之患者常有腹水的发生,因此腹胀感常在未触及下腹部肿块前就十分明显。如果有不明原因腹胀的女性,尤其是更年期女性,应及时做妇科检查。

（3）腹痛、腰痛。卵巢癌浸润周围组织,或与邻近组织发生粘连压迫神经,可引起腹痛、腰痛,性质由隐隐作痛到钝痛,甚至较剧烈的疼痛。

（4）下肢及外阴部水肿。卵巢癌肿块在盆腔长大固定,并可压迫盆腔静脉,或影响淋巴回流,天长日久使患者出现下肢、外阴部水肿。

（5）性激素紊乱。有些卵巢肿瘤可分泌雌激素,由于雌激素产生过多,可引起性早熟、月经失调或绝经后阴道流血。

（6）不明原因的消瘦。由于卵巢癌逐渐长大,腹水形成,可机械性压迫胃肠道,引起患者食量减少及消化不良。另外,癌细胞也会大量消耗人体养分,使患者日益消瘦,贫血乏力,面色无华。

怎样预防卵巢癌

维生素 C 有清除体内毒素,抑制细菌生长的功能,它可杀灭细菌、病毒及癌细胞,但不伤害人体的细胞及组织,在抗老化中也扮演着重要的角色。维生素 E 可以维持生殖器官正常功能，对机体的代谢有良好的影响，它能促进卵巢的功能和卵泡的成熟，使黄体增大，并可抑制孕酮氧化。此外，维生素 E 对月经过多、外阴瘙痒、夜间小腿痉挛、痔疮等也具有辅助治疗的作用；近年来，维生素 E 又被广泛用于抗衰老症状，被认为可消除脂褐素在细胞中的沉积，改善细胞的正常功能，减缓组织细胞的衰老过程。以上两种维生素都可以帮助女性抵抗卵巢癌的侵袭。

研究证明，如果每天摄取 90 毫克的维生素 C 和 30 毫克的维生素 E，患卵巢癌的概率就会减少一半。所以女性可在日常生活中，多食用富含维生素 C 与维生素 E 的水果、蔬菜，也可在医生指导下通过药片或制剂补充身体必需的维生素。

女性下腹出现包块可能由哪些疾病引起

女性下腹包块以妇科疾病最为多见，也可来自肠道、泌尿道、腹壁和腹腔。腹部手术术后的患者肠管发生粘连，肠道结核、肠道肿瘤的患者都可以在腹部摸到包块。那么，怎样判断腹部包块是何原因引起的呢？

（1）子宫增大

①妊娠子宫：育龄女性有停经史，且在下腹摸到包块，常为妊娠子宫。停经后出现不规则阴道出血，且子宫迅速增大，则可能是葡萄胎。

②子宫积脓：宫腔内有脓液可使子宫增大，常见于子宫内膜癌，老年性子宫内膜炎也会导致子宫积脓。

③子宫肌瘤：下腹正中可摸到包块，质地硬，形状不规则。

④ 子宫恶性肿瘤：更年期或绝经后女性子宫增大，并伴有不规则阴道出血，可能是子宫内膜癌。

⑤ 子宫畸形：双子宫患者可在子宫另一侧摸到对称的包块。

（2）附件区包块

① 输卵管妊娠（宫外孕）：包块位于下腹一侧，有明显触痛。患者常有停经史及少阴道出血。

② 炎症包块：包块位于下腹两侧，有明显触痛。急、慢性炎症患者有发热和下腹痛症状。慢性炎症患者可能不孕，并有下腹部隐痛史。

③ 卵巢良性肿瘤：包块位于下腹一侧，无明显触痛，可活动，逐渐长大。

④ 卵巢恶性肿瘤：包块位于下腹两侧，无明显触痛，不活动，迅速长大，有腹水。

⑤ 卵巢子宫内膜异位囊肿：即子宫内膜在卵巢上生长，也随着正常月经周期性出血，但这种出血无法外排，在体内逐渐积聚，形成囊肿包块。

妊娠滋养细胞疾病

什么是妊娠滋养细胞疾病

妊娠后，受精卵不断地进行分裂，一般经 3~4 日即形成一个如桑椹状的细胞团，称桑椹胚。随着细胞的继续分裂，桑椹胚中间会出现腔隙，称囊胚体。此时囊胚体的囊壁细胞由于具有吸收养料的功能，故称为滋养细胞。

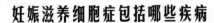

妊娠滋养细胞症包括哪些疾病

妊娠滋养细胞疾病则是由于滋养细胞异常增生所致，包括有葡萄胎、侵蚀性葡萄胎、绒毛膜癌及胎盘部位滋养细胞肿瘤。

妊娠滋养细胞症的特点是什么

其中，葡萄胎属良性滋养细胞疾病，病变只局限于子宫腔内，既不侵犯子宫肌层也不转移到其他器官；而侵蚀性葡萄胎、绒毛膜癌和胎盘部位滋养细胞肿瘤，属恶性滋养细胞疾病，又统称为妊娠滋养细胞肿瘤，增生的滋养细胞可以侵入子宫肌层，甚至转移至其他脏器，如肺、阴道、脑、肝、脾、肾等，从而导致局部组织被破坏、功能丧失，以致危及生命。

妇科病的治疗与调养

其他须知的妇科疾病

性病主要有阴道滴虫病、阴虱病、生殖器念珠菌病、细菌性阴道炎、乙型肝炎、艾滋病、传染性软疣、股癣等 20 余种疾病。

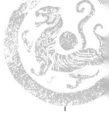

女性性病

什么是性病

性病即性传播疾病，是通过性行为进行传播的一类疾病。目前世界卫生组织将以性行为或类似于性行为为主要传播途径的传染病统称为性病。

我国只把哪些疾病列为性病

性病主要有阴道滴虫病、阴虱病、生殖器念珠菌病、细菌性阴道炎、乙型肝炎、艾滋病、传染性软疣、股癣等20余种疾病。我国只将淋病、梅毒、非淋菌性尿道炎、尖锐湿疣、生殖器疱疹、软下疳、艾滋病，这7种疾病列为国家性病监测范围，而对于其他一些疾病，虽然也可以通过性交传播，但它们的主要传播途径

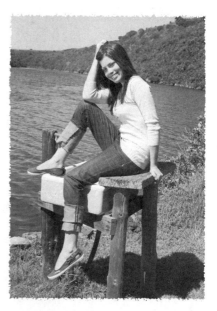

仍是胃肠道及其他一些非性行为,所以没有列入此范畴。

性病都是通过哪些媒介传播的

性病主要是通过性接触进行传播的,如健康人与患有性病者发生性行为或生殖器、肛门、口腔等密切频繁的接触,都会被传染上性病。即使没有性接触,如果使用患有性病者被其感染过、未经严格消毒的物品,如浴巾、内裤、手术器械、注射血液等,都会导致性病的传播。

性病对女性会有怎样的危害

(1)造成心理伤害。女性患性病后,内心的痛苦大大超过了疾病本身所产生的痛苦,而这种感觉会一直持续很长时间,严重影响了疾病的痊愈和身心的健康。

(2)增加患其他疾病的机会。性病如果不能及时治愈,可引发盆腔炎、输卵管炎、宫颈炎等病症,还可能影响生育,造成不孕、宫外孕、流产、早产、死产等。有些人更容易发生某些肿瘤或癌变,如子宫颈癌、淋巴癌、尖锐湿疣的恶变等。

(3)危及后代。性病可造成胎儿生长迟缓、大脑发育不良、畸形、智力低下等。此外还易患先天性梅毒、新生儿淋病性眼结膜炎等病。

淋 病

什么是淋病

淋病是由淋病双球菌引起的一种泌尿生殖系统的化脓性炎性疾病。在性传播疾病中，淋病是目前世界上发病率最高的性传播疾病。

淋病的传播途径是什么

淋病主要是通过性接触传播，通过一次性交，女性患者传染给男性的概率为20%，而男性传染给女性的概率为90%；也可通过患者污染过的衣服、被单、毛巾、浴盆、马桶等间接传播；新生儿可经母亲产道被传染而出现淋菌性眼炎。

淋病的症状是怎样的

女性患者如果没有并发症，若为淋菌性宫颈炎，其症状为脓性白带、外阴伴有刺痒和烧灼感，有明显的黄绿色脓性分泌物排出，宫颈口红肿或糜烂；若为淋菌性尿道炎，其症状为尿道口红肿、尿频、尿急、尿痛、尿血、尿道口有脓性分泌物；若为淋菌性前庭大腺炎，其症状为腺体开口处红肿、疼痛，严重时形成脓肿。

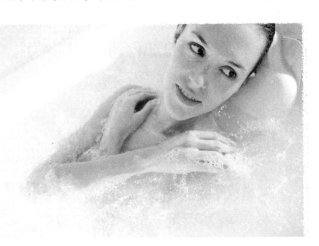

尖锐湿疣

什么是尖锐湿疣

尖锐湿疣是由人乳头瘤状病毒引起，发生于皮肤与黏膜交界处的尖头疣瘤状良性病变。如果外阴部发生炎症或外阴部长期受分泌物刺激及妊娠期外阴组织疏松，均可促使本病发展。

尖锐湿疣的潜伏期是多长

尖锐湿疣的潜伏期长短不一，短则 3 周，长可达 8 个月，平均为 3 个月。病毒在局部潜伏可达 8 个月之久而不发病。当人体的抵抗力下降时，病毒会乘机大量繁殖，即可发病。虽然有些患者未发病，但病毒潜伏于人体中，也有传染性，同样是传染源。

尖锐湿疣的症状是什么

尖锐湿疣的起初症状为淡红、粉红色小丘疹，以后逐渐增大、增多，呈乳头状、菜花状、鸡冠状，有些有蒂，湿润柔软，外阴处为红色或粉红色，肛门周围为苍白色、褐色或褐黑色。

软下疳

何谓软下疳

软下疳是由杜克雷嗜血杆菌引起的一种性传播疾病。

软下疳有何症状

软下疳主要特征是生殖器部位的溃疡和附近的淋巴结肿大,局部疼痛明显。此病多见于男性,男女比例约为 9 : 1。主要症状为大小阴唇处出现小的红斑或丘疹,破溃后形成一个或多个浅溃疡,其底软无硬结,边缘锯齿状,周围组织水肿,具有明显的疼痛和压痛,常引起腹股沟淋巴结肿胀,但极少形成化脓。

软下疳是怎样传播的

软下疳多是由不洁性交引起的,潜伏期短则 2～5 天,长则 20～30 天。

梅 毒

什么是梅毒

梅毒是一种慢性性传播疾病,是由梅毒螺旋体所引起的,它是性病当中最为严重的一种。

梅毒的传播途径是什么

90% 的梅毒是通过性传播的,少数是通过非性交的方式感染的,如接吻、输血(早期梅毒患者作为供血者)、哺乳等。梅毒在感染初期可以很快治愈,时间拖得越长,就越难治愈。

梅毒可以侵犯人体的任何器官和组织,引起各种症状,不同时期的梅毒表现也不相同。

梅毒分哪几期

一般而言,梅毒可分为三期。一期梅毒又称硬下疳;二期梅毒,会出现全身性梅毒疹;三期梅毒,又称晚期梅毒,这时病毒已侵蚀内脏,严重者甚至危及生命。

梅毒的各期症状是怎样的

(1)一期梅毒。也叫硬下疳。在与梅毒患者发生性行为时,经黏膜或皮肤擦伤处侵入人体,在性交后 10～90 天发病。主要症状为外阴部出现暗红色丘疹,其后丘疹表面糜烂,形成溃疡。女性患者多发于大小阴唇、阴蒂、阴道前庭、子宫颈等处,肛门等部位也可能发生。硬下疳的特点是无疼痛,也无触疼,质硬如软骨,不经治疗 3～8 周内症状消失,但并不意味着梅毒已经痊愈,而是经过一段时间后进入二期梅毒。

(2)二期梅毒。此时梅毒螺旋体已经通过血液循环播散到几乎全身各组织器官,出现全身性梅毒疹。主要病变发生在皮肤黏膜上,也可伴发皮肤附件损害,在此之前会出现轻重不同的前兆症状,如发热、头痛、骨痛、神经痛和食欲不振等,当皮疹出现后,这些症状会逐渐消失。皮疹一般不痒不痛,发生于肛门周围及外阴部的多是扁平湿疣,发生在头皮毛囊周围的为"鼠咬状"脱发。

(3)三期梅毒。又称为晚期梅毒。多是早期梅毒未经治疗或治疗不彻底发展而成。除损害皮肤黏膜引起梅毒性结节、树胶肿、近关节结节等病症外,还能侵犯神经系统、心血管及各内脏、骨骼等,导致晚期心血管梅毒、骨梅毒、内脏梅毒、眼梅毒等神经系统梅毒病,严重者可危及生命。

艾滋病

什么是艾滋病

AIDS，是获得性免疫缺陷综合征的英文缩写，音译为艾滋病。它是由于感染了人类免疫缺陷病毒（简称 HIV）后引起的一种致死性传染病。

艾滋病是怎样把感染者推向死亡边缘的

HIV 主要破坏人体的免疫系统，使机体逐渐丧失防御能力而不能抵抗外界的各种病原体，因此极易感染健康人所不易患的感染性疾病和肿瘤，最终导致死亡。艾滋病病毒具有潜伏性，它可在人体内潜伏 7~8 年，表面上没有任何症状，而在体内大量繁殖。当它繁殖到一定时间，体内的免疫细胞就会大量死亡，人就会感染各种疾病，严重者就会死亡。尽管世界各国的医学研究人员都在努力寻找治疗艾滋病的方法，但至今还没有研制出根治艾滋病的有效药物。

艾滋病是通过什么途径传播的

其传播途径主要有三种，一是性交传播，包括生殖器、肛腔和口腔的性接触；二是血液传播，可通过输血、血液制品及共用针具的传染；三是母婴传播。

艾滋病虽然很可怕，但不会通过日常的活动来传播，也就是说，和浅吻、握手、拥抱、共餐、共用办公用品、共用厕所、游泳池、共用电话、打喷嚏、蚊虫的叮咬而感染，甚至照料 HIV 感染者或艾滋病患者都没有关系。但如果皮肤有破损，接触

妇科病的治疗与调养

了患者的血液，就有可能感染艾滋病毒，所以不应与患者合用餐具、毛巾等生活用品。接触患者和污物后，可用0.2%过氧乙酸消毒剂浸洗双手两分钟，再用肥皂和清水洗净就不会被感染了。

妇科病的治疗与调养

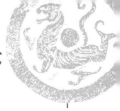

女性的避孕与生育

先天性生殖道畸形

什么是先天性生殖道畸形

女性生殖器官各个部分的起源不同,都是在胚胎期经过一系列的演变发育而成的。一对副中肾管发育与泌尿生殖窦发育成为女性内外生殖道的整个分化形成过程,在胚胎第6~24周形成。如果这个阶段出现发育停滞或发育异常,就会形成不同类型的生殖器官异常。

生殖道畸形如发生在外阴,主要为处女膜闭锁;如发生在阴道,则多为先天性无阴道、阴道闭锁或狭窄、阴道横隔、纵隔或斜隔;子宫发育异常最为常见,如无子宫、子宫发育不良、双子宫、单角子宫、双角子宫或纵隔子宫等。

生殖道畸形会造成哪些生理疾病

根据生殖道畸形的不同部位,可能会出现闭经、月经少、痛经、月经量多、不孕、习惯性流产、流产不全、死胎、早产、胎位异常、人流失败等表现。

宫外孕

什么是宫外孕

宫外孕又称异位妊娠,是指在子宫以外的其他位置妊娠。

宫外孕的危害是什么

研究数据表明,约有98%的宫外孕发生在输卵管内。由于受精卵在输卵管内的妊娠是难以持久的,一般在停经后6~8周内,逐渐长大的受精卵就会撑破输卵管,造成大出血,引起休克,甚至危及生命。另外,宫外孕破裂是妇科常见的一种急腹症,病情凶险,必须争分夺秒地进行治疗。但合理的治疗还需要正确的诊断,任何误诊都会耽误抢救时间,甚至危及患者生命。

宫外孕的早期症状是什么

(1)停经。多数患者有停经史,多数停经6~8周,无停经史者可能是流产或破裂发生,或将停经后的阴道出血误认为是月经。

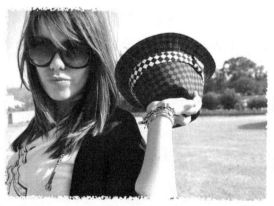

(2)腹痛。下腹坠痛,有排便感,有时呈剧痛,并伴有恶心、呕吐、冷汗淋漓、面色苍白,甚至发生昏厥,这是因为输卵管膨大、破裂,血糖

刺激腹膜等多种原因引起。

（3）阴道出血。经常是少量出血,呈点滴状,淋漓不尽。

不孕症

什么是不孕症

到了生育年龄的女性,婚后同居两年以上,有正常性生活又未采取避孕措施而不孕者,称原发性不孕。曾经生育或流产后两年未再受孕,为继发性不孕。婚后有过妊娠,如流产、早产、死产,但未能获得活婴者,称为不育。由于受现有的医疗检测手段的局限,对受精卵着床后早期流产还难以识别,有时无法严格区分到底是不能受孕还是早期造成的流产,所以不育一词使用不多。

对不孕年限是怎样区分的

对于不孕年限,我国规定为两年,1995 年世界卫生组织将不孕期限缩短为一年,目的是早诊断、早治疗。也有学者认为女性 30 岁以后,生育能力开始下降,若 30 岁以后结婚同居一年未怀孕,也应按不孕症治疗。

女性不孕通常是由哪些原因造成的

（1）不排卵。有许多疾病可引起卵巢功能紊乱而导致不排卵。

（2）卵巢病变。如先天性卵巢发育不良、多囊卵巢综合征、卵巢功能早衰、功能性卵巢肿瘤、卵巢子宫内膜异位囊肿等。

（3）丘脑—脑垂体—卵巢轴功能紊乱。垂体肿瘤或瘢痕都可以引起卵巢功能失调而导致不孕；精神因素，如精神紧张或过度焦虑，可对丘脑—脑垂体—卵巢轴产生影响。抑制排卵，从而引起无排卵型月经、月经稀少甚至闭经等。

（4）全身性疾病。如重度营养不良，或饮食中缺乏某些关键营养要素，都可影响卵巢功能而引起不排卵。慢性疾病、代谢病，如甲状腺功能低下或亢进、糖尿病、肾上腺功能紊乱等也能影响卵巢排卵而导致不孕。

（5）输卵管异常。精子与卵子在输卵管相遇形成受精卵，受精卵在输卵管的蠕动下被运送到子宫腔内。任何影响输卵管这些功能的因素，均可导致不孕。

（6）子宫因素。子宫先天畸形、子宫黏膜下肌瘤均可造成不孕或孕后流产，子宫内膜炎、内膜结核、内膜息肉、宫腔粘连或子宫内膜分泌反应不良等影响受精卵着床。

（7）宫颈因素。宫颈黏液对精子进入子宫腔有很大影响。如果患有慢性宫颈炎或雌激素水平低落，子宫颈黏液可变黏稠或含有大量白细胞，不利于精子的活动和通过，就会影响受孕。

（8）阴道因素。阴道损伤后形成粘连瘢痕型狭窄，或先天性无阴道、阴道横隔、处女膜无孔，都能影响性交并阻碍精子的进入。在有严重阴道炎症时，大量白细胞能够吞噬掉精子，从而降低精子活动力，缩短其生存时间而影响受孕。

（9）其他原因不明性不孕。免疫因素，如女方血清中或宫颈黏液中含有抗精子抗体，使精子凝集而影响精子的活力；卵子不健全，虽有排卵而不能受孕；内分泌功能不足；黄素化卵泡不破裂，从基础体温曲线看似有排卵，但实际卵子

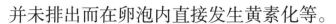

并未排出而在卵泡内直接发生黄素化等。

不孕症患者应做哪些检查

（1）全身检查。初步检查要化验血液常规，尿、粪便常规，血沉、血型、胸部摄片，以排除有无可造成不孕的全身性疾病或其他部位疾病。如果怀疑有内分泌疾病时，还要进行相应的内分泌检查。怀疑为神经性疾病引起者，还需要进行自主神经系统功能检查。

（2）生殖器一般检查。了解生殖器有无发育畸形、损伤、炎症、肿瘤、痛性结节等，并查白带有无炎症。

（3）排卵功能检查。检查阴道脱落细胞及宫颈黏液、垂体促性腺激素测定、基础体温测定等。目的是了解卵巢有无排卵及黄体功能是否正常。

（4）输卵管通畅检查。在月经干净后到排卵日前做输卵管通液术或子宫、输卵管造影术，明确阻塞部位和子宫有无畸形，有无子宫黏膜和黏膜下肌瘤，以及子宫内膜等病变。

（5）了解子宫内膜发育程度。可在月经前期或月经来潮12小时内取子宫内膜做病理检查，进一步了解内分泌情况或其他内膜病变。

（6）宫腔检查。了解子宫腔内情况，能发现宫腔粘连、黏膜下肌瘤、内膜息肉、子宫畸形等，对查明不孕症有较大帮助。

（7）宫颈黏液、精液相合试验。试验选在预测的排卵期，以检查黏液中有无抗精子抗体。

（8）腹腔镜检查。适用于上述检查均正常，但仍未受孕，可做此项检查进一步了解盆腔情况，直接观察输卵管、子宫、卵巢有无病变或粘连。

（9）免疫功能检查。双方查抗精子抗体，抗弓形虫抗体，女方查抗子宫内膜抗体，抗卵巢抗体等。

（10）染色体检查。有生殖不良史者，如流产、早产、死产、畸形儿等，需要做染色体检查。

不孕往往是男女双方多种因素影响的结果，必须通过男女双方全面检查找出病因，这才是治疗的关键。由于女方的检查较为复杂，所以最好先检查男方。

怎样治疗不孕症

通过对不孕症的检查，找出病因才是治疗不孕症的关键。目前，对不孕症主要采取以下疗法：

（1）一般处理。有全身性疾病及慢性感染病灶，应积极治疗。掌握排卵期，在排卵前后性交，消除焦虑情绪和精神压力。

（2）治疗器质性疾病。根据病情应积极进行诊治，如发现肿瘤应及时切除；生殖器畸形可施行手术进行矫正；宫颈口狭窄，可进行子宫颈管扩张术，宫内有异物或遗留环要及时取出等。

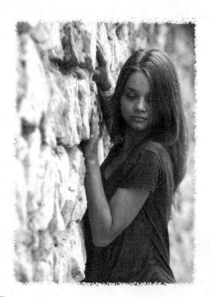

（3）输卵管慢性炎症及阻塞的治疗。输卵管因素占不孕症的70%以上，治疗输卵管炎症及阻塞的方法主要有输卵管内注射药液、输卵管整形手术等。

（4）恢复卵巢功能，促进排卵。

妇科病的治疗与调养

使用促排卵药物或促性腺激素可诱发排卵。

（5）促进或补充黄体功能。在月经周期第15天开始每天肌内注射人绒毛促性腺激素（HCG）1000单位或使用黄体酮。

（6）改善宫颈黏液。于月经周期第5～15天，口服乙烯雌酚0.25毫克，可使宫颈黏液变稀，利于精子通过。

（7）免疫性不孕治疗。对于抗精子抗体阳性的治疗，目前采用的是泼尼松（强的松）等肾上腺皮质激素抑制免疫反应。

（8）医疗助孕技术。

①人工授精：指用人工方法将男性精液注入女性生殖道内（宫颈管内或子宫腔内），使女性得以妊娠的一种方法。

②体外受精与胚泡移植：即试管婴儿。从女性体内取出卵子，放入试管内培养一阶段与精子受精，等到受精后的卵子发育成8～16个细胞胚泡时，再移植到女性子宫内使其着床发育成胎儿。此外还有配子输卵管内移植、宫腔配子移植等。

子宫后位

什么是子宫后位

子宫后位则是指子宫呈后倾后屈位，宫颈呈上翘状态，不易浸泡在精液中，因而影响女性受孕。正常子宫的位置则呈前倾位，宫体稍向前，宫颈则向下向后，性交后由于精液积聚在阴道后穹窿处，故向下的宫颈易于浸泡在精液内，利于

妇科病的治疗与调养

精子游动。

女性子宫后位如何怀孕

确定子宫后位的女性,如有受孕的计划,可通过日常自我调整,以及性爱姿势的调整达到受孕的目的。

(1)运动纠正子宫后位。坚持每天侧卧、仰卧、跪起 2 次或 3 次,每次半小时,让子宫有前倾前屈的机会。经期也应坚持俯卧一次,因为此时子宫较软,有利于纠正后位。若子宫后位较严重,可常做跪姿的膝胸卧位,即跪时与地平垂直,腰要向下塌,而不可向上弓,每次 15 分钟左右。

(2)性交时女方臀下可垫适当厚度的软垫或小枕头,使臀部垫高,利于精液射入阴道后穹窿处。射精后女方在半小时内不解小便,以免使精液外流,继续抬高臀部卧床 20～30 分钟,让宫颈口与精液充分接触,增加精子进入子宫腔的概率。

(3)性交时采取男后位女方跪趴式的姿势,或性交后女方立即变为俯卧位,可使精子顺利进入子宫颈口,有利于提高受孕率。

为什么阴道炎患者不宜怀孕

(1)已经患阴道炎的女性,病情较轻者一般对怀孕没有影响,病情较重的女性最好暂时不要怀孕。因为这样治疗时医生可以不用顾及胎儿,大胆用药。此外,女性在怀孕期间,激素水平升高,分泌物增加,阴道酸碱度改变,寄生于阴道内的细菌也会随着环境的改变而发作,治疗效果远远不及非孕期的治疗。

（2）已怀孕的女性患了阴道炎，也是非常常见的现象。这时应及时治疗，否则胎儿出生时容易被感染一种叫鹅口疮的疾病，会出现口疮和臀红，以及皮肤上的红斑疹，脐带上也会出现黄色针尖样斑，若胎儿从阴道分娩，则有60%以上的发病概率。

（3）孕期治疗阴道炎要注意早期、中期和晚期的用药应有所不同，并需要在医生的指导下用药，切不可自己随意使用药物，以免对胎儿的发育有影响。在使用外用药剂时也要非常慎重，可根据阴道炎不同类型选用外用药局部治疗，如制真菌素栓、凯妮汀栓、保妇康栓等外用药物；使用外洗的洗剂冲洗阴部时也要注意，只可进行外阴部的冲洗，不能进行阴道内的冲洗，以免影响到胎儿。

为什么乳腺癌患者不宜怀孕

医学专家发现，孕妇和哺乳期女性一旦患乳腺癌，其病变比其他女性要更早扩散和转移，治疗效果也比较差。而临床也有女性在未怀孕前经积极的抗癌治疗，癌肿已获满意的控制，但由于怀孕而导致癌细胞重新增长。还有一些患者在癌肿尚未得到有效控制的时候就开始怀孕，由于孕期体内雌激素水平骤升，引起残存癌细胞迅速生长繁殖，并很快通过多方渠道，在身体其他部位生长，严重威胁到孕期女性与婴儿的健康。

为什么怀孕会影响乳腺癌患者的治疗效果呢？这是由于人体正常细胞与异常的癌细胞，都可以与激素相结合，正常的细胞与激素结合后可以发挥正常的生理功能，而癌细胞与激素结合后,就会促进组织细胞癌变的进程。所以,患乳腺癌的女性一定要采取避孕措施,不可在治疗期间怀孕。

葡萄胎

什么是葡萄胎

葡萄胎也称为水泡状胎块,是一种异常妊娠,是指妊娠后胎盘绒毛滋养细胞异常增生和绒毛间水肿,使胎盘绒毛变成大小不等的水泡,并且相连成串,形如葡萄状而得名。

葡萄胎分哪两种

葡萄胎可分为完全性和部分性两种,其中大多数为完全性葡萄胎,并具有较高的恶变率。部分性葡萄胎的恶变性较为少见。

葡萄胎形成的原因是什么

葡萄胎的真正发病原因不明,可能与营养状况及年龄有关。葡萄胎虽可发病于育龄期任何年龄的女性中,但多见于20～40岁的女性,可能与这个年龄段女性易有受精缺陷有关。

完全性葡萄胎的早期症状是什么

完全性葡萄胎患者的典型症状为停经后阴道流血,多数患者在停经2～4个月后(平均为孕12周)发生不规则阴道流血。开始时量少,以后逐渐增多,且常反复大量流血,不过腹痛并不十分明显。子宫异常增大、变软，卵巢黄素化囊肿，妊娠呕吐及妊娠高血压综合征征象。葡萄胎在孕 24 周前即可发生高血压、水肿、蛋白尿等妊娠高血压综合征现象，子宫增大迅速者尤易发生。

部分性葡萄胎早期症状是什么

部分性葡萄胎可有完全性葡萄胎表现的大多数症状，但程度较轻。主要表现为停经后阴道流血，子宫大于停经月份少见，更多的是子宫小于停经月份。因无黄素化囊肿出现，故易误诊为不全流产或过期流产，常通过刮宫标本的组织学检查方法被确诊。

人工流产

人工流产是怎么回事

采用人工方法，把已经发育但还没有成熟的胚胎和胎盘从子宫里取出来，达到结束妊娠的目的，称为人工流产。

哪些患者适宜人工流产

人工流产适用于因母体患有某些严重疾病（如活动性肺结核、严重的心脏病等）或妊娠合并症，不适宜继续妊娠者以及避孕失败者。

人工流产分哪两期

人工流产按妊娠月份大小可分为早期人工流产和中期

引产。妊娠 12 周前做人工流产称为早期人工流产；妊娠 12～27 周做人工流产称为中期引产。

怎样选择做人工流产的时间

做人工流产最好在妊娠 10 周以内进行，在适宜的手术时间做人工流产，手术将更加简单、安全。如果超出这一时间，手术就比较复杂，手术后康复时间也会较慢。

妊娠 10 周内进行手术的好处有：

（1）此时子宫不太大，胎儿和胎盘尚未形成，一般不需要扩张子宫颈，很容易将胎块组织吸出。

（2）手术中反应轻，出血少。

（3）手术时间短，术后休息 1～2 小时就可以回家。

（4）手术后女性身体恢复很快，对身体影响小。

如果在妊娠 10～14 周时做人工流产手术，由于胚胎逐渐长大，胎盘已经形成，子宫也随着长大，这时不宜用简单的吸宫术，而需要采用钳刮人工流产术。这种手术难度大、出血多、恢复也比较慢，对身体有一定影响。

如果妊娠超过了 14 周就需要住院做引产手术，这种手术更增加了孕妇的痛苦和手术的风险。

为什么不可盲目选择无痛人流

目前做无痛人流的女性越来越多，年龄也越趋年轻化。一方面，由于现代都市女性避孕措施不当，导致一年中可能做多次人流手术，造成女性对做人流手术持无所谓的态度；另一方面，医院现在普遍采取无痛人流术，宣传患者在手术中不会感到痛苦和不适，使多数需人流手术女性愿选此法，而对于人流手术对以后的生育造成的影响,完全无所认识。

其实无痛流产实质与普通的人工流产完全一样,区别仅在于施行麻醉,减去了手术时的痛苦,但身体受损的程度是完全一样的,无法避免人工流产的不良后果。

短期内反复人流会造成哪些后遗症

短期内反复人工流产,会影响子宫创面的修复,损伤子宫内膜甚至子宫肌层,造成子宫腔粘连、月经量减少等不良后果,如发生感染会引起盆腔炎、输卵管炎,甚至引起不孕。因此,女性应重视避孕工作,尽量避免在短期内反复做人工流产。

进行人工流产前应注意哪些事项

(1)在术前1周内应避免性生活,术前1日要洗澡、更衣,避免感冒和着凉。

(2)手术当天早晨应禁食或仅喝点儿糖开水。

(3)如果体温超过37.5℃,应改天再进行手术。

(4)在手术时要与医生密切配合,不要过于紧张。

人工流产术后要注意什么

(1)人工流产手术结束后应在院观察2小时,注意阴道流血、腹痛和血压、脉搏的情况。如果是中期妊娠人工流产则需住院观察3~5天。

(2)人工流产后需要休息2周,并预防着凉和感冒。

(3)在人工流产后的一段时间内,要保持外阴部清洁卫生,每天用温开水洁阴1~2次,勤换卫生巾,2周内或阴道流

妇科病的治疗与调养

血未干净前不要坐浴,1个月内禁止性生活,以防生殖器官感染。如果有发热、腹痛或阴道分泌物有异常气味,可能为感染所致,要及时就诊。

(4)人工流产时胎盘被剥离后,子宫壁上所留下的创面可有少量出血,一般在3~5天阴道流血会渐渐停止,最多不超过10~15天。如流血量超过月经血量,且持续时间长,应及时就诊。

(5)人工流产后多数在1个月左右卵巢就会恢复排卵,随后月经来潮。因此,人工流产后只要恢复性生活,就要采取避孕措施,避免再次怀孕。

(6)饮食方面需注意营养搭配,保证蛋白质的摄入,如鸡蛋、牛奶、鱼、禽、肉类等。多吃新鲜蔬菜和水果,注意补充水分。此外,术后女性需要忌食刺激性食物,如辣椒、酒、醋、胡椒、姜等,这类食物均能刺激性器官充血;也应忌食螃蟹、田螺、河蚌等寒性食物;术后1周内脂肪应控制在每日80克左右。

哪些情况不宜做人工流产

凡是因避孕失败要求中断妊娠者或因各种疾病不宜继续妊娠者均可做人工流产。但遇有下列情况时,暂时不宜做人工流产:

(1)各种急性传染病或慢性传染病急性发作期、严重的全身性疾病(如心力衰竭、症状明显的高血压、伴有高热的肺结核以及严重贫血等)不能承受手术者。

(2)急性生殖器官炎症,如阴道炎、重度宫颈糜烂、盆腔炎等。

（3）妊娠剧烈呕吐引起的酸中毒尚未纠正者。

（4）术前4小时内，两次测量体温在37.5℃以上者。

初孕女性为什么不宜做人工流产

（1）母婴血型不合的女性在第一胎产出健康胎儿的可能性最大，如果首次怀孕后做了人流手术，之后再怀孕，多会发生新生儿溶血病。

（2）人工流产容易引起种种并发症和妇科病。并发症有子宫急性内膜炎、输卵管炎、盆腔结缔组织炎和腹膜炎等感染。如患输卵管炎，容易导致输卵管堵塞，造成不孕症。

（3）未生育过的女性，子宫颈较紧，容易造成手术中的损伤和以后的宫腔粘连。如果多次进行人工流产，发生宫腔粘连的概率将更高。在以后的孕产中，也潜在有早产、前置胎盘、胎盘粘连、残留、大出血的风险。

（4）人工流产属于强行终止妊娠，不同于自然流产，可能导致乳房肿块，诱发乳腺小叶增生、乳腺炎等乳腺疾病。

（5）据调查，做过人工流产手术的女性，在以后怀孕时发生自然流产的机会比未做过人工流产的女性要多。

所以，年轻女性的第一胎最好不要做人工流产，尤其是月经稀发、月经量少的未产女性，更是人工流产的禁忌者，因为手术后很容易发生继发性不孕。建议新婚夫妇有计划地制定好生育时间表，如果近期没有生育打算，应积极地采取避孕措施，避免计划外怀孕。

流产、分娩后怎样预防感染

女性产后或小产后体质虚弱，容易感染发生子宫内膜炎。这种感染发生在子宫内侧，因宫颈口经过扩张尚未很好地关闭，此时阴道、宫颈中存在的细菌有可能上行感染盆腔。分娩时间过长后的剖宫产和早期内膜破裂都很容易导致子宫内膜炎，如果胎盘的一部分仍然留在子宫内，或者子宫颈、阴道、外阴、外阴切开术的部位有创口，也都可能引发感染。

所以，女性在产后或小产后一定要注意清洁，而且要特别小心。过度保暖、不敢洗澡、房间长期不通风等传统做法都是不科学的，这时的女性应和正常人一样经常洗澡，最好是淋浴，并注意保持浴室适宜的温度；在接触会阴前一定要洗手，不要使用止血塞来止产后流出的血，确保所用的垫子是清洁的，以免诱发产褥感染；房间应时常通风，如是冬天可让产妇和婴儿暂时去其他房间。

避 孕

女性避孕通常都有哪些方法

（1）器具避孕。宫内节育器，又称节育环。它是长效、安全、经济、可逆的避孕方法。放置在女性体内后长期有效，需要妊娠时也可取出而不影响生育，是我国育龄夫妇目前广泛使用的避孕方法。

（2）药物避孕

①口服避孕药：新一代的短效避孕药通过成分的改进，已有效改变了老一代避孕药易致发胖、长痤疮、毛发增多等不良反应，并且对胎儿的发育毫无影响，而且停药后马上就可以妊娠。女性应该做的是有规律的服用避孕药，而不是在

性生活之后匆忙服用,因为在同一月经周期连续、多次服用避孕药,会增加月经紊乱的发生概率,也容易避孕失败。

②注射避孕针:方法简单、安全,注射一次可避孕 1～3 个月。因注射剂也是雌、孕激素制剂,身体健康的女性方可使用,且有口服避孕药的不良反应,并需医护人员按时注射。

③外用避孕药:安全、有效,无口服避孕药的不良反应。但常因使用方法不正确而影响避孕效果。

(3)皮下埋植避孕法。用手术方法将皮下埋植剂埋植于上臂皮下,药物缓慢释放达到避孕目的,是简便、安全、长效、可逆的避孕方法。

(4)绝育手术。即用手术方法结扎输卵管或输精管达到永久性避孕的目的。安全且一劳永逸,适于不再生育子女或因病不宜妊娠的夫妇。

服用避孕药要注意哪些事项

(1)服用各种避孕药应养成准确、按时、按量服用的良好习惯。避免随意改变或延长服药时间,否则易造成不规则出血或避孕失败。

(2)避孕药应妥善保存,避免小儿误服。药片如果受潮、溶化,或糖衣层磨损、压碎时,都不要服用,以免影响避孕效果或造成阴道出血。

(3)长期服用避孕药的女性,应在医生指导下服用。服药期限为短效药通常 6～7 年,长效药 3～4 年为宜。服用探亲避孕药每年不宜超过 2 次。避孕药可与其他避孕措施交替使用。

(4)凡患急、慢性肝炎、肾炎、肿瘤、糖尿病、血栓性疾病、心脏病、严重高血压、癫痫或抑郁症患者,均不可服用。否则会增加静脉血栓、心肌梗死的患病风险。

（5）有吸烟、饮酒习惯的女性不宜服用避孕药,否则容易增加脑血管意外的风险,也会影响避孕药的效果,导致避孕失败。

（6）产后半年内,哺乳期或年龄在49岁以上的女性不宜服用。

（7）服药期间受孕应中止妊娠。计划生育时应停药3～6个月后再孕,以防胎儿畸形。

口服避孕药可能产生哪些不良反应

由于体质差异,有些女性服用避孕药也会产生一些不良反应:

（1）胃口不好、恶心、呕吐、头晕、无力。这种情况常发生在刚开始服药的时候,可以喝一些浓茶减轻不适,不需停止服药。

（2）白带增多、稀薄。常发生于服用长效避孕药以后,一般无须治疗。

（3）阴道间断出血。常发生于漏服避孕药后,一般只要按时继续服药,流血就可停止,经期也会正常。

（4）月经过少,甚至闭经。这种情况对身体健康并没有影响,常常是暂时性的。如果连续3个月闭经,应暂停服药,采取其他避孕措施。停药后闭经情况仍没有改善者,应咨询医生。

（5）体重增加过快。如果有水肿,应服用利尿剂和低盐食物,如果体重明显不断增加,应停药改用其他避孕方式。

（6）产生面部黄褐斑。停药后一般会逐渐消失，如果服用维生素 E、维生素 C，会有所改善。

（7）乳房胀痛。如遇这种情况，可减轻避孕药用量，严重时应考虑停药。

女性如何帮助男性正确使用避孕套

（1）选择型号合适的避孕套。避免过大或过小，并用吹气法检查避孕套有无破损，如发现漏气则不能使用。

（2）应在性接触开始前就佩戴避孕套。戴之前要将前端的小囊捏扁，把囊内的空气挤掉，然后把它放在已经勃起的阴茎头上，将避孕套的卷折部分向阴茎根部边推边套，直推到阴茎根部为止。套好后避孕套其前端的小囊应悬在阴茎的前面，切不可将阴茎头套进小囊内。

（3）可在阴茎头部及避孕套外面涂些避孕药膏。以提高避孕效果，还可以润滑阴道减少不适感，但在阴茎头部不要涂得太多，否则容易使避孕套脱落。

（4）射精后不要将阴茎长时间留在阴道内。应在阴茎未软缩之前，用手按住套口使阴茎连同避孕套一起从阴道内抽出，以免阴茎软缩后避孕套脱落在阴道内或精液从避孕套口溢入阴道，致使避孕失败。

（5）性交结束后需检查避孕套有无破裂。如有破裂应及时采取补救措施。

女性如何应对避孕套过敏反应

避孕套是采用天然乳胶制成的，有些人使用后会发生过敏反应，男性表现为阴茎头部潮红、瘙痒和刺痛，严重时发生破溃、糜烂；有的女性发生过敏，会出现外阴及阴道有瘙痒及烧灼感，阴道黏膜充血、水肿，白带增多等症状。如发生过敏，应采取以下措施，一般经5~7天治疗，即可恢复正常：

（1）停止使用避孕套，改用其他避孕措施。

（2）在治疗期间以及恢复正常后的2周内停止性生活。

（3）发生过敏的部位不要用手搔抓，也不要用热水烫洗或肥皂清洗，防止病变加重。

（4）可根据医生建议，局部外用金霉素或四环素眼膏，也可使用肤轻松软膏等。还可服用扑尔敏、赛庚啶、息斯敏等抗过敏药物。

哪些做法会使避孕失败

大多数情况下，夫妻不想要孩子时，会采取适当的避孕措施，但有些时候，也会麻痹大意而导致怀孕。以下几种情况下，女性仍有可能怀孕，不应怀有侥幸心理。

（1）即使没有来过月经的女性，仍然可能产生卵子，仍可能怀孕。

（2）有些女性在月经尚未结束时，就开始排卵了，所以安全期未必安全。

（3）如果女性在第一次性生活时，阴茎没有进入阴道，而是在阴道口射精，不要认为不会怀孕。因为精子还是有可能游进阴道，与卵子结合。

（4）男性在射精前抽出阴茎，不一定没有精子进入阴道，因为射精前分泌的液体里也会含有精子。

（5）有些女性会在性交后冲洗阴道，以免受孕，但精子有可能在冲洗之前就到达卵子附近了。

（6）超过50岁的女性不能忽视避孕工作，只要没有绝经，女性仍可能怀孕。

女性生殖器官损伤性疾病都是哪些原因造成的

女性生殖器官损伤性疾病，与性交、分娩、中期引产、人工流产等因素有关，处理不当可给女性带来很大痛苦。常见病因有：

（1）性交所致。造成处女膜、阴道和穹窿部的撕裂伤。

（2）中期引产、分娩所致。造成外阴、阴道和穹窿部的撕裂伤、会阴Ⅲ度裂伤、阴道前后壁膨出、子宫脱垂、子宫颈撕裂、子宫破裂、尿瘘和粪瘘等。

（3）手术所致的损伤。如人工流产可造成子宫颈撕裂伤、子宫颈管或子宫腔的粘连、子宫穿孔或其他脏器的损伤。

（4）电烙、激光治疗子宫颈糜烂所致。造成子宫颈颈管闭锁、灼伤。

（5）药物治疗引起的局部过敏或腐蚀性损伤。

更年期女性应如何进行自我调理

（1）保持乐观情绪，学会自我保健。了解更年期保健知识，包括营养保健、体育锻炼、性保健、心理保健等，并可向医护人员了解相关知识，正确对待出现的各种反应。

（2）激素替代疗法。为预防更年期综合征、骨质疏松症、心血管疾病等发生，可在医生指导下应用性激素补充疗法改善因雌激素缺乏引起的症状。

（3）对症治疗。对于头痛明显者可用一些止痛药，情绪急躁和焦虑者，可选用一些镇静剂药物，也可用中药进行调治。

（4）定期体检。由于更年期是妇科肿瘤的高发年龄，所以一定要重视定期检查。一旦发现子宫不正常流血，必须及时就诊。

（5）调整饮食结构。饮食应以谷类、奶类为主，食用鱼、牛、鸡、豆制品等动、植物蛋白质，减少动物脂肪的摄入，多食用新鲜蔬菜、水果和高纤维食品。

（6）注意劳逸结合。适当增加体育锻炼及社会交往，因为运动可促进机体代谢，增强体质，还能刺激成骨细胞，使骨组织增加，防止骨质疏松。

女性性生活

女性性功能障碍

什么是女性性功能障碍

由于女方的某些因素，影响了夫妇性生活的正常进行，包括生理、病理、心理的原因，统称为女性性功能障碍。

女子性功能正常的表现是什么

正常女子性功能包括性的兴奋、前庭大腺分泌物增多、引起性快感并逐渐达到性高潮、性兴奋缓慢消退与消失等几个环节。女子的性兴奋是在外界刺激下产生的。女子的阴蒂、小阴唇、阴道前庭、大腿内侧等部位以及阴道前壁的神经末梢丰富，感觉敏锐。在性交活动中可以引起性快感并逐渐达到性高潮。性高潮过后，性兴奋逐渐减退并消失。

性功能障碍的表现有哪些

女性性功能障碍，可有各种表现，可单一存在、合并存在，亦可交错存在。女性性功能障碍的常见表现有：

（1）性欲抑制。女方有性欲产生，亦有冲动，却因某种原因，不愿表现出来，处于抑制状态。

（2）性欲低落。对性生活没有要求，亦无性欲冲动，表现出无所谓的态度。

（3）性唤起障碍。性欲产生缓慢，冲动迟缓。但如唤起后，可有正常的性表现。

（4）性高潮障碍（缺乏）。可进行正常性生活，只是缺乏性高潮或不明显。但不可强调此问题，只要双方感觉良好、和谐愉快，此一环节不一定为主要问题。

（5）性交疼痛。包括外阴、阴道及下腹部疼痛。疼痛时间可分为性交进行中与性交结束后之疼痛。

（6）阴道痉挛。根据痉挛产生的时间，可分为性交前、性交进行中两种。前者，不能完成性生活，后者可使性交中断，甚至配偶极感疼痛。

（7）性交后不适。不适的症状可有多种，如恶心、呕吐、头晕、头痛与胸闷等。

（8）神经性焦虑与性恐惧症。对将要进行的性生活，产生焦虑与恐惧感。平时若一接触此问题，亦产生或发作神经性的不安与焦虑。

女性性功能障碍产生的病理性原因都有哪些

（1）先天性性器官发育异常。处女膜发育异常，如先天性处女膜闭锁、处女膜环肥厚、筛状及纵隔处女膜；阴道发育异常，如阴道闭锁、阴道纵隔、阴道横隔。

（2）外阴疾病。外阴湿疹、外阴创伤（外阴擦伤或血肿）、外阴溃疡、阴蒂或小阴唇粘连（由于炎症或创伤所引起）、外阴干皱、萎缩性硬化性苔藓、巴氏腺囊肿。

（3）炎症。盆腔各部位炎症，均可影响性生活。如巴氏腺炎及巴氏腺囊肿、各种类型的阴道炎、宫颈炎、附件炎、盆腔炎、宫体炎、宫骶韧带炎。

（4）子宫内膜异位症。性交疼痛为本症主要症状之一。

（5）一切影响卵巢功能的疾病。如丘脑因素、垂体因素、卵巢本身因素（卵巢发育不良、原发性与继发性卵巢功能衰竭）。

女性性功能障碍产生的心理性原因有哪些

（1）既往的恶性刺激，所遗留下来的种种不安与惧怕。未婚人流与频繁的人工流产，所造成的痛苦与后遗症；新婚性交粗暴与不适；生产所造成的痛苦或生产所产生的合并症。

（2）情感与情绪因素。不愉快的婚姻与对配偶的厌恶，以至憎恨；本人的主观猜疑与丈夫的不切合实际的怀疑，使双方产生的心理上的困惑与苦闷，进而造成隔阂与精神上的障碍；知道或猜疑配偶有某类疾病，不敢接触、亲吻或爱抚，担心感染传染性疾病。

（3）配偶行为因素。丈夫的粗暴与不善体贴；频繁的性生活及不洁性交；丈夫本身性功能障碍或存在某些缺陷，却责怪妻子不善于配合。

（4）其他因素。如住房拥挤、老少同室等环境因素，以及其他原因等。

影响性欲的原因可能有哪些

性欲是人之大欲,但每个人性欲的强弱程度都不同。美、英医学专家通过长期调查、研究认为,下列 10 种因素对人的性欲影响最大:

(1)遗传因素。性欲的强弱也可能是受遗传因素的影响。

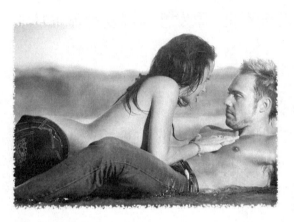

(2)激素水平。雄性激素对性欲的影响最大,如果体内雄性激素偏低,不论男女,性欲均会减退。

(3)感觉上的刺激。借助于视觉、味觉、听觉、嗅觉、触觉等感觉,可以引起男女神经的兴奋,从而唤起性欲。

(4)以往的性经验和社会经验。过去有愉快的性经验和社会经验的人,能较易唤起性欲;反之,唤起性欲较难。

(5)性生活后复原的时间。很多人在性高潮后,需要一段时间才能再唤起另一次的性欲,而这段时间的长短也因人而异。

(6)环境因素。如周围的气氛、温度、季节,饮食多少,有无服用药物等。

(7)文化影响。伦理、法律等对人的约束力。

(8)精神状态。如忧虑、恐惧、愤怒、挫折、疼痛、不适及困惑等。

(9)年龄因素。一般而言,男性在 18～25 岁时,性欲最高涨，而女性则在 35～40 岁性欲最高涨。但随着年龄增加，雄激素的减少，皮肤反应迟钝，性器官血液循环较差及生活压力都使人的性欲减退。

（10）健康情况。只有健康的身体才能维持正常的性欲。如患有疾病，如内分泌疾病、生殖器官的疾病及其他消耗性疾病，都会令性欲大受影响。

总的来说，保持身心健康、平衡、愉快，是唤起性欲的基本条件。

性生活不和谐可能由哪些原因引起

（1）男女性欲高潮曲线不重叠。有的男性对女性性欲特点不了解，性交前不做准备工作，认为女子性冲动和男子一样迅速。因此，就会造成男方一有性欲，就急于性交。而男方满足性欲后，女方性欲仍未获得满足。

（2）男女性欲差距太大。若男方性欲特别旺盛，则易造成女方出现性冷淡。性冷淡的原因可因女方的疾病而引起；也可因性交无快感，而对性行为不感兴趣；还有精神因素，如有些女性顾虑妊娠和分娩或由于性交痛而产生恐惧心理，性欲慢慢趋向抑制而造成性冷淡等。

怎样改变性生活的不和谐

（1）性交前，不要急于求成，需做准备动作，以刺激女方的动情区，再行性交，以期使双方动情曲线高潮接近重叠。

（2）男方性欲旺盛，性交要求频繁，而女方性欲不强时，

夫妇最好能分床睡，以避免性的冲动。另外，男方可加强运动锻炼，临睡前用热水洗脚，多参加一些富有思想教育意义的

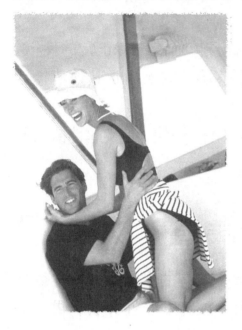

娱乐活动，以分散性方面的注意力等，这些对于获得高质量的性生活，都是十分有益的。

（3）若女方性冷淡，应及时就医诊治，以恢复正常的性需求；如顾虑妊娠，可在医生的指导下采取科学的避孕方法；如有其他影响性功能的疾病，则要及时就医治疗。

（4）男方有早泄者，宜及时到医院泌尿外科诊断治疗。

延长性交时间可采用哪些方法

夫妻性生活不和谐常见的原因是男方射精过快，因此如果男方坚持的时间越长，女方达到高潮的可能性也就越大。下面介绍几种延长性交时间的方法：

（1）分散注意力法。解决问题的关键其实是降低龟头的敏感度，龟头是男性的第一性敏感区，最终射精是因为龟头受到强烈的刺激后而发生的。如果能降低龟头的敏感性，射精就会被延迟。做爱很投入时，意念都会集中在龟头上。男性甚至有自己全部身体进入女性身体的感觉。这时，如果能去想其他事情，就会暂时缓解射精的冲动。

（2）调节抽动速度。当有射精紧迫感时，男方可减慢抽

动速度，减小动作的幅度，也可暂停抽动或将阴茎抽出，然后待紧迫感消退后再恢复抽动，反复重复这样的动作可明显延长性交的时间。

（3）增强体质。一般体质较好的人做爱时间要长些。坚持锻炼身体，并且注意饮食营养就能拥有一个健康的体魄。

（4）经验配合。做爱也是一门艺术，而且是两个人的艺术，讲究的是配合。实践证明，如果女性善于引导的话，男性可适当延长性交时间，并且女子可获得足够的性满足。

（5）改变性交体位。侧卧式、女上式、坐式都可以延长性交时间，原因是男方用力少，肌肉松弛，使男性可以控制自己的射精欲望，从而延长性交时间。此外，戴避孕套也可延长性交时间。

性生活前后的清洁怎样做

（1）夫妇双方都要养成良好的卫生习惯，特别要注意性器官的清洁。性生活前应清洁双手，以免将手上的细菌感染到生殖器官。男女都应清洗外生殖器，女性应注意洗净阴唇间的褶皱，由前向后洗，以免肛门周围细菌污染阴道口；男性应将包皮翻转，洗净包皮囊内的包皮垢，这是预防炎症的最简单而又行之有效的办法。

（2）性生活后清洗男女外生殖器可抑制细菌繁殖。每次性交，男女生殖器及附近部位都会充血，并分泌大量黏液。性生活时男子的精液和女子阴道分泌的黏液黏附在外生殖器上，如不及时清洗会导致细菌的大量繁殖。尤其是会阴部位，既潮湿又不透气，更易造成皮肤和黏膜发炎。

（3）性交后可排一次尿。男女双方都应养成性交后排尿的习惯，这样不但可以用尿冲洗一下尿道，还可冲掉尿道口边缘的少量细菌。

女性自慰时应注意哪些问题

（1）正确看待自慰。女性自慰并不是道德沉沦，也不代表罪恶或疾病。正确的自慰可以满足身体的正常需求，还可以让女性更了解自己的性反应过程，找到自己的敏感部位。

（2）注意选择安静私密的环境。要从自慰中得到最大乐趣，除了要有丰富的性幻想外，还要有舒适、私密的空间，一方面可以提高对快感的感受程度，另一方面也可以避免那些紧张保守、对自慰还存在伦理顾虑的女性留下心理阴影。

（3）注意事前事后的卫生。脏手指或脏器械表面都沾有致病菌，甚至可能有淋菌、支原体等病原体。当用这些脏东西按摩阴蒂或插入阴道时，有可能将病菌带入体内，导致发炎。因此，无论用何种方式自慰，手与阴部的清洁都很重要。习惯隔着内裤自慰的女性，内衣的卫生也很重要，最好洗澡后，换上干净的内衣。

（4）注意性爱器具的使用安全。如果将某种器具插入阴道自慰，一定要保证器具的清洁，并最好包以避孕套。另外，避免选择有尖锐边角、易碎，或者容易遗落在阴道内的异物。

（5）自慰要注意频率适度。一天之内多次尝试显然不合适，而对于精力旺盛的年轻人来说，只要不影响正常生活，两三天一次即可。

（6）如有炎症发生不要羞于就医。千万不要因为有自慰史,就害怕、自责,延误发现真正致病因素的良机。

过早发生性行为有哪些危害

青春期少女,由于身体各系统器官正处在生长发育阶段,尤其是内外生殖器还没有完全发育成熟,这时如果发生性行为,对身体的危害主要有以下几方面:

(1)造成生殖器管道损伤及感染。由于青春期少女生殖管道没有发育成熟,外阴及阴道都很娇嫩,阴道短,表面组织薄弱,性交时可造成处女膜的严重撕裂及阴道裂伤而发生大出血,同时还会不同程度地将一些病原微生物或污垢带入阴道。少女的自身防御功能较差,很容易造成尿道、外阴部及阴道的感染。

(2)因妊娠而带来不良后果。女性在月经来潮后,卵巢就开始排卵。性交时如果不采取有效的避孕措施,极有可能怀孕。少女一旦怀孕,必然要做人工流产。人工流产对少女身体非常不利,还可能因出现一系列并发症,如感染、出血、子宫穿孔以及婚后习惯性流产和不孕等。

(3)严重影响心理健康。由于少女的这种性行为常常是在十分紧张的状态下偷偷摸摸进行的,并缺乏相关的性知识,同时事后因怕怀孕、怕暴露而会产生恐惧感、负罪感及悔恨情绪,长期如此会使少女出现性心理障碍、性欲减退,甚至出现性冷淡、厌恶性生活。而且,由于周围舆论压力和自责、内疚,会给少女留下严重的心理创伤,甚至影响今后的爱情及婚姻生活。

(4)影响学习和工作。少女正处在学习和积累知识的黄金时代，如果有性生活必然会影响学习的精力，对本人、家庭和社会都不利。

经期过性生活会产生什么样的后果

女性在经期身体的各部位都会出现一些变化，如大脑皮质兴奋性降低，全身抵抗力比平时差，生殖器中子宫口张开，碱性的经血中和了阴道的酸性环境使阴道酸度降低，天然屏障功能削弱等。在此时进行性生活，会导致许多不良后果。

（1）由于性兴奋，阴茎的插入会使女性生殖器充血，致使月经量增多，经期延长。

（2）经血是细菌等微生物的良好培养基，当阴茎插入时可能会把细菌带入阴道，细菌在阴道内滋生，并沿子宫内膜的微小伤口和破裂的小血管扩散，很容易感染子宫内膜，甚至可累及输卵管和盆腔器官，造成女性患阴道炎、子宫内膜炎等，增加患宫颈癌等疾病的风险。

（3）女性经血易引起男性尿道感染，也可能会导致尿道炎的产生。

（4）由于精子在子宫内膜破损处与溢出的血细胞相遇，容易进入血液，这会诱发女性体内抗精子抗体的产生，从而导致女性患免疫性不孕不育症。

（5）经期性生活，女性由于性冲动时子宫收缩，可将子宫内膜碎片挤入盆腔，容易引起子宫内膜异位症，导致不孕症的发生。

因此，为了双方的身心健康，女性在经期应停止性生活。专家建议，最好在月经停止3天后再同房。

患阴道炎时为什么应避免性生活

阴道炎按所感染病原体的不同分为真菌性阴道炎、滴虫性阴道炎和嗜血杆菌性阴道炎。这些病原体有时也可以侵入男方的尿道，所以如果在患病时性交，会导致男方同时被感染。男方感染时常没有明显的症状，病情容易被忽视，在女方治愈后，病原体则又可通过性交传染给女方，造成病情的反复。

所以在女方患有阴道炎治疗期间，应尽量避免性生活，或按医生的建议进行性交。

哪些手术结束后应避免性生活

在女性做完人工流产术、放环或取环手术、输卵管通液术、输卵管造影术、子宫内膜息肉摘除术，或黏膜下子宫肌瘤摘除术时，应遵守医嘱，避免性生活。一旦发生性生活，即使使用安全套，也不可避免细菌进入阴道内，此时女性免疫力低下，宫颈口敞开，极易使细菌上行感染，造成盆腔炎等后果。

妇科病患者生活宜忌

定期的妇科检查是女性的一份健康保险，有性生活的女性应每年接受一次妇科检查，可以及早发现疾病，进行预防和治疗，将疾病消灭在萌芽状态中。

治疗妇科病须知

女性定期到医院进行妇科检查有什么好处

女性在不同时期有不同的生理特点，一旦生殖系统和内分泌系统发生了异常，就会出现一些临床症状，如白带增多、有异味或白带呈豆腐渣状，还有一些会出现不规则的阴道出血，经常出现肚子痛等现象。出现上述情况后，及时到医院进行检查就可明确病情，提早治疗。

由于女性特殊的生理结构，许多妇科疾病在早期症状并不明显，当患者自己觉得不舒服或身体有反应的时候，很多病就已经错过了最佳的治疗时机。因此专家指出，定期的妇科检查是女性的一份健康保险，有性生活的女性应每年接受一次妇科检查，可以及早发现疾病，进行预防和治疗，将疾病消灭在萌芽状态中。此外，年满18岁的女性不管结婚与否，各方面的发育基本成熟，各种妇科疾病都有可能发生，所以隔一段时间去妇产科进行体检也是必要的。

做妇科检查什么时间最合适

妇科检查和操作最好在月经干净后的 3～7 天进行,因为此时旧的子宫内膜已经脱落干净,新的子宫内膜刚刚开始生长,子宫内膜的厚度适中。这时进行操作,也不至于损伤子宫内膜而引起多量出血。

其他时间都不太适宜做妇科检查。月经期操作,容易使阴道、宫颈内的病原菌进入宫腔,造成感染,一些盆腔里的检查也会引起子宫内膜异位症;月经后的 8～10 天,子宫内膜生长肥厚,影响检测的准确性;超过 8～10 天,可能已过排卵期,如果经后有过性交,则有妊娠的可能。如果这时进行宫腔操作,会导致流产。

哪些疾病容易诱发妇科病

(1)阑尾炎。女性患阑尾炎如果就诊延迟,致使阑尾化脓,炎性渗出物就容易经血行传播到盆腔,引起输卵管炎。

(2)急性肠炎。女性患急性肠炎时,肠道内的病菌有可能经淋巴管传至生殖器,从而引发生殖器炎症。

(3)肺结核。女性患肺结核时,肺结核的病菌有可能经血行流入盆腔,病菌可直接侵犯生殖器,引起生殖器结核病。

(4)腹膜炎。女性患腹膜炎时,炎症可以通过血行直接蔓延,引起盆腔炎症。

(5)手足癣。女性患手足癣时,如治疗不及时,日常生活中又没有注意防止真菌的传播,很可能引起女性的真菌性阴道炎。

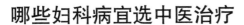

哪些妇科病宜选中医治疗

（1）功能性子宫出血。中医称为"崩漏"，属肾气不足、血气妄行、气滞血瘀等原因造成，一般以"初用止血以塞其流，中用清热凉血以澄其源，末用补血以还其旧"为三大治疗章法。

（2）月经不调。中医治疗月经不调是以月经周期和血量的改变为主，结合月经的颜色、质地及全身症状，从寒、热、虚、实四个方面进行辨证治疗，能收到较好的效果。

（3）子宫垂脱。中医称为"阴挺"或"阴脱"，是指子宫从正常位置沿阴道下降到坐骨水平以下，甚至脱出阴道口的症状。中医一般以中药配合针灸治疗，效果较好。

（4）慢性盆腔炎。主要症状为下腹隐痛、有坠胀感、腰酸痛、月经量多、经期延长等。一般的消炎镇痛药往往只能治标而不治本，通过中医药调治，能收到较好的效果。

（5）乳腺炎。中医称为"乳痈"，是年轻女性产后常见的乳房疾病。西医常用抗生素治疗，但效果不理想。有时也采取手术切开治疗，但往往会破坏乳腺，影响哺乳。中医一般以中药治疗，可内消红肿，并不影响哺乳。

（6）更年期综合征。现代医学认为更年期综合征的表现是一个复杂的内分泌变化的过程，通常使用激素或镇静剂治疗，效果不佳。中医一般以中药对症下药，常常收到满意的效果。

（7）不孕症。中医治疗不孕症历来有独到之处，只要患病女性不是由于严格的生理缺陷导致不孕，用中药治疗一般皆可获得较好的效果。

妇科病的治疗与调养

妇科病的治疗与调养

女性为什么必须掌握妇科常识

据统计,我国有近半数的女性表示对妇科病不太了解,或只是略有了解。大多数人表示只有去医院看病时才向医生咨询一下相关情况,这对于防治妇科病是非常不利的。了解妇科常识最大的好处是可以在患病之前采取有效的预防措施,尽量减少患病机会。即使患病也能够以专业、正确的态度看待,辅助医生治疗,从而获得事半功倍的效果。目前妇科知识的认知渠道十分广泛,可以通过阅读一些专业的妇科疾病的书籍、刊物,或通过收听观看广播、电视等,以及上网、听讲座等多种途径,都能够增进自己对于妇科病基本常识的了解。还有每年定期到医院进行妇科检查,了解、掌握自己身体的情况。女性只有提高自身的防护意识,增加妇科病常识,才能在饮食、起居、运动、性生活中,采取正确、合理的方法避免患病。

怎样应对妇科疾病

(1)坦然面对。多数成年女性都得过不同程度的妇科疾病,如阴部瘙痒、异味、疼痛、排尿异常等。据统计,几乎每3分钟就有一位女性遭受妇科病的威胁;有一半以上的女性患过阴道炎,比感冒还常见;子宫肌瘤、宫颈炎和乳腺疾病等也呈现发病率提高和年轻化的趋势。即使是未婚女性和儿童,也有患妇科病的可能。所以患妇科病并不需要自责,也不代表生活态度有问题,更不应该因为羞于启齿或心理原因,自行使用一些药物、药液或护理液,最终延误最佳治疗期。女性应尽量了解妇科病的有关常识，正确认识、坦然面对妇科疾病，才能更好地得到治疗。

（2）既重视又轻视。如果是单纯的阴道炎其实并不可怕，只要尽快治疗，阻断传播途径，避免复发，治愈的概率是很大的。但如果经常感染生殖器炎症，则有可能向内生殖器蔓延发展，出现盆腔炎症，容易造成宫外孕、不孕等严重后果。所以女性应做到在没有发生妇科炎症时，要采取积极的态度进行预防，例如定期到医院进行妇科检查，发现炎症时尽快到医院诊治，配合医生进行治疗，避免导致其他病症。

妇科癌症是不可治愈的吗

有些患者缺乏医学知识，对自己的病情一知半解，或者道听途说一些不正确的夸张的内容，在正确认识上造成了偏差，从而丧失了治疗信心，情绪低落、忧郁，其实大可不必这样。妇科疾病种类较多，有的慢性疾病需要较长时间的治疗，但只要积极配合医生，愈后防止病情反复，多数妇科病都可治愈。目前妇科三大肿瘤，即子宫颈癌、子宫内膜癌和卵巢癌，只要早发现、早治疗，大部分都可治愈，子宫颈癌早期治疗治愈率高达80%～90%，卵巢癌早期的治愈率也可达到80%～90%，子宫内膜癌早期治疗

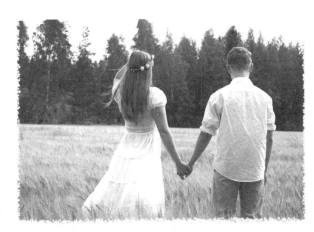

的治愈率可达 90%。所以重视身体的发病信号，出现阴道不规则出血、性交后出血和绝经后再出血等现象时，及早到医院诊断，是提升治愈率最好的办法。即使发现较晚，也应保持积极乐观的心态，这对增强自身抵抗疾病能力方面，常可起到正面作用。患者也可通过询问医生来了解相关病例的治愈过程、预后情况，以及以往手术的成功范例，来提高对疾病的正确认知，建立治愈的信心。

对病症抱着自愈的侥幸心理为什么会误事

发现得了妇科炎症应当及时治疗，不要怀有侥幸心理，认为病症可以不治自愈。女性的阴道的确具有阴道"自洁"能力，有天然的防御功能，但如果忽视病情，放任自流，除了影响身体健康外，有些还会导致不孕不育，造成终身遗憾。如宫颈炎、宫颈糜烂若不及时诊查、尽早治疗，容易恶化为宫颈癌；盆腔炎若不及时治疗，往往会从急性盆腔炎转变成慢性盆腔炎，导致不孕症的发生。所以，只要发现白带异常、阴道出血、月经不调等症状，就应尽早到医院诊断病情，在最佳治疗时期发现病症。早发现、早治疗，可以缩短治疗疗程，同时配合药物治疗，可将恶疾消灭在萌芽阶段。

怎样摆脱妇科检查时的羞涩心理

妇科检查是妇科患者入院后一般难以回避的检查项目，然而有相当多的女性对此会感到羞涩，尤其是遇到男医生检查更易表现出窘迫、紧张不安的情绪。其实对妇科医生而言，身体各部位与"性"无关，只不过是人体构造的一部分，他们要做的就是检查这一部位是否有疾病存在。例如，医生触诊检查乳房时，须检查乳头有无凹陷、上抬、溢液，双乳位置与颜色是否正常，乳房有无肿块或酒窝，这都需要患者予以配合，敞开衣襟，尽量放松；医生在触摸腹部时，要检查腹内有无肿块或异常，若不放松就会令腹肌紧绷坚硬，影响检查的准确性；此外，医生要检查外阴有无肿瘤、炎症、尖锐湿疣之类，看阴道有无畸形、炎症、白带异常等现象，宫颈检查可能还要做宫颈刮片检查，这些检查都属例行检查，无须紧张。如果确实无法克服尴尬心理，可建议医院方面根据实际情况调换女医生检查，这样也有利于医患配合与病情诊断。

手术前应排除哪些心理障碍

有的妇科疾病要通过手术才能治愈，尤其是子宫肌瘤、卵巢囊肿等疾病，这种手术会摘除部分内生殖器官，如子宫、卵巢等。所以多数女性会担心自己术后丧失生育能力，特别是未婚或者无子女的女性，心理负担更重，容易产生情绪波动、抑郁。有些女性还会担心自己不再是女人，会丧失女性特征，发生性生活障碍，以致影响夫妻感情和家庭幸福等。此外，有些女性会担心切除子宫或卵巢以后，遭到别人的嘲笑和讽刺。无论是哪一种担忧，都会造成患者手术前的紧张，不利于手术进行。

对此，患者与医护人员在术前应做好充分的沟通，患者及其家属有被告知手术的成功率和风险的权利，以及复发与并发症的可能，还有对以后生活的影响。一般患者在了解自身病情的情况下，反而减少了臆测带来的恐慌，能够配合医护人员的治疗。而且大多数手术都会考虑女性的年龄和生育状况，如对无子女女性的子宫肌瘤切除术，就是将子宫上的肌瘤摘除，保留子宫的手术。

建立良好的医患关系双方要做到哪些

患者方面，在进行妇科检查时一定要信任医生。中国女性特有的羞涩和保守的观念，是阻碍做妇科检查的一个因素，如果患者在面对医生时情绪紧张、尴尬，就很可能使检查结果不准确，失去了诊治的意义。除了身体接受检查外，在与医生交流病情时需要回答一些隐私问题，女性对此应抱有客观、专业、对自己负责的态度，以免影响医生对病情的判断。在治疗期间，患者可多与医护人员交流，了解自身病情，积极配合治疗，避免猜想、臆测或增加不必要的紧张情绪。

医务人员方面，要以高度负责的精神，良好的心理品质，热情耐心地对待患者，急患者之所急，想患者之所想，为患者排忧解难，多方面了解和熟悉患者的病情，这样患者易对医护人员产生信任感，有利于医患沟通。通过心理调节，可帮助女性了解疾病原因和有关因素，影响或改变患者的感受、认识、情绪与行为，改善其心理状态使患者处于接受治疗的最佳状态。此外，妇科护士与患者同为女性，谈到疾病、家庭或情感等问题时更容易相互理解，便于女性患者倾吐心声，使护士容易发现其心理问题从而作出相应的护理。

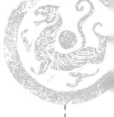

女性须知的卫生常识

青春期女性应了解哪些保健常识

（1）青春期少女体内雌激素和黄体酮分泌量的增多，使人体形态、心理、生理等方面发生很大变化。这一时期的女孩儿容易出现情绪不稳、皮脂分泌失常、月经周期紊乱等状况，所以，做好青春期少女的保健，对女性一生的健康有着重要的意义。

（2）青春期的饮食结构很重要，应该多食含纤维素和蛋白质的食物，少食油腻和辛辣的食物。

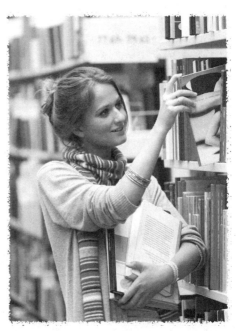

（3）每日清晨喝一杯300毫升的温水，多喝含柠檬汁的矿泉水，这对美容养颜非常有益。

（4）注意保证睡眠时间与质量，有助于骨骼和大脑的发育。

（5）多参加体育运动对身心健康也十分有益。

（6）注意保持经期卫生，经期不宜参加剧烈运动。

（7）适当保持理性心理，不要因随心所欲而打乱生活节奏。如在情绪出现冲动时，可先平静一下情绪，然后考虑要表达什么，再发表意见。

青年期女性应了解哪些保健常识

这一时期女性的生理、心理发育都趋于成熟，体内激素分泌状况也渐趋平稳，是最富青春活力的好时期。然而，随着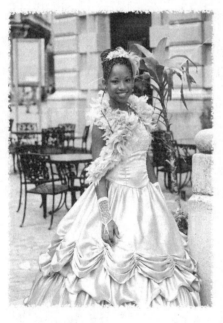女性在社会上扮演的角色越来越重要，往往大多数女性因忙于应付工作而忽略了自己的健康。不规律的睡眠是造成皮肤过早衰老的第一杀手，而烟酒刺激更会导致内分泌的严重失调，久而久之会产生失眠、记忆力下降以及月经失调等病症。因此，职业女性要学会处理工作与生活的关系，更要注重自我保健。

（1）增加饮食中铁的摄入量，每天大约5毫克，能起到缓解疲劳的作用。

（2）选择适合自己的化妆品和定期的美容护理固然重要，但充足、优质的睡眠才是青春常驻的保证。

（3）周末可以去打打网球，听听音乐，提高生活品质，劳逸结合。

（4）一日分多次摄入维生素C，增加蔬菜在饮食中的比例，可以更好地增强身体抵抗病菌的能力。

为什么不可大量用抗生素类药物

女性阴道中存在一种乳酸杆菌，可以始终保持阴道内环境呈适度酸性，习惯生长在碱性环境中的真菌，正常情况下在阴道中无法生存，这就是阴道的"自洁"功能。抗生素药物会使阴道中的乳酸杆菌受抑制，扰乱了阴道正常菌群的平衡，改变阴道的自然微环境。女性如果经常使用抗生素，就会反复破坏阴道菌群间的制约关系，导致真菌生长旺盛，容易发生真菌性阴道炎。美国有一项调查显示：使用一种强力抗生素超过1周的女性中，有近一半的人发生了真菌感染。

所以一定要避免长期、大量地使用抗生素药物，尤其是广谱抗生素更要少用。如果根据病情必须使用抗生素，建议连续使用不宜超过1周，同时也可酌情服用一些抗真菌的药物进行预防。

妊娠期女性须了解哪些保健常识

女性到了生育期往往怀有许多担忧，担心新生宝宝打乱现有的生活规律，又怕生育本身的痛苦，更加害怕黄褐斑、妊娠斑、妊娠纹等"生育副产品"。

（1）控制体重。避免出现妊娠纹的最好办法是防止体重过分增加，因此，适度活动和合理饮食以保持身材是十分重要的。

（2）增加叶酸的摄入量。可多吃些西瓜、南瓜、香蕉等水果，能防止胎儿发育迟缓。

（3）调整作息时间，做到忙而不乱，把生理、心理调整到最佳状态。

（4）产后适度减肥。产后缓慢而渐进地进行减肥，避免体重急剧减轻而打乱激素的正常分泌。

更年期女性需了解哪些保健常识

女性到了绝经期前后，由于雌激素水平下降，会出现一些生理病理状况，如脸部潮红、盗汗、皮肤失去光泽和弹性，以及手和脸部的各种色斑。同时，也会出现一些精神方面的症状，如抑郁、易怒，甚至出现妄想迹象。

（1）可以采用雌激素补充疗法来克服各种衰老表征的发生。

（2）增加豆类、水果的摄入量，每周吃几次蚕豆、豌豆，可有效防止皮肤老化。

（3）防止骨质疏松的最好方法是多摄入乳制品和有效运动。

（4）学会忍让、冷静思考，可以使这一时期的女性更轻松地与身边的人相处。

（5）学会将生活中的压力转变为动力，从做一些小事开始，逐渐积累成就感。

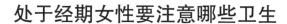

处于经期女性要注意哪些卫生

月经期间子宫内膜剥脱，宫腔内血窦开放，并有凝血块存在，为细菌滋生提供了良好的条件，所以在月经期间要更加注意阴部卫生。

女性经期应保持外阴部清洁干燥，不宜穿过紧的内裤和牛仔裤；不要使用卫生标准不合格的卫生巾或卫生纸；经期不应进行性生活，否则容易造成细菌逆行感染，导致盆腔炎；经期不宜盆浴，否则容易使污水进入子宫腔内，导致生殖器官发炎；月经期间和前后三天不宜游泳。

经常保持外阴清洁干燥要做到哪些

（1）每日用温开水清洁外阴，月经期间更须如此。平时不要用化学洗液，更不要用手或清洁器清洁内阴道，导致破坏阴道内环境，改变正常菌群的平衡。

（2）清洗阴部的盆和毛巾应专人专用，并定期煮沸消毒。

（3）每日换洗干净内裤，内裤应柔软宽松，以棉织品为宜，不宜穿化纤或过紧的内裤。避免羽绒、尼龙及毛织品衣服贴身穿戴。内裤与袜子以及其他衣物不可同洗。

（4）不借穿他人衣物，在公共浴室时衣物不要乱摆放。

（5）上厕所前后应清洁双手，擦拭肛门要由前向后，即由尿道向肛门方向擦拭，以免将某些病菌带入阴道。

（6）阴部瘙痒时应避免过度搔抓、摩擦、热水洗烫等方式止痒，更不要滥用强刺激的激素类外涂药物。

（7）夜间宜裸睡，有益于外阴透气，使细菌不容易滋生。

怎样正确使用卫生巾

（1）使用卫生巾前应洗手。用手将卫生巾拆封、打开、抚平、黏贴的过程，都会接触到卫生巾表面，如果不洗手会把大量病菌带到卫生巾上。

（2）卫生巾不要放在卫生间里。有些女性为了方便会将卫生巾长期存放在卫生间中，然而卫生间的环境大多潮湿不透风，很容易滋生真菌，会污染到卫生巾。

（3）勤换卫生巾。据调查，中国女性每一经期卫生巾的用量明显少于欧美女性，因节省而付出健康的代价是不可取的。专家认为，白天应 3～4 小时更换一次卫生巾，晚上睡觉之前应更换新的卫生巾，超过这个时间容易导致细菌大量滋生。

（4）如果身体正常，就避免使用药物或有香味的卫生巾。这是大多数医生的建议，药物或香味的成分对机体会产生不良影响。

（5）买卫生巾时应注意保质期。有些女性会一次买大量卫生巾放于家中，实际上，卫生巾的卫生要求非常严格，离生产日期越近质量越有保证。

（6）忌买促销产品。一般来说，促销产品、赠品往往是商家搭售的滞销产品，可能用料经济、检测宽松、库存时间也更长，难以保证产品的质量。

（7）避免尝试新产品。新产品、新品种、新面料、新概念可能适合一部分女性，也可能不适合，如流行的干爽网面，有些过敏体质的女性用后会出现红肿、发痒的过敏现象。可靠的厂家、可靠的商店、良好的口碑、自己的切身经验，才是选购卫生巾最基本的原则。

为什么不可经常使用护垫

许多女性都认为，使用护垫可避免阴部和内裤的直接接触，有助于保持阴部环境清洁，然而这种想法是不科学的。卫生护垫的吸收力不如普通的卫生巾，吸收力较弱的卫生护垫会使湿气停留在皮肤上一段时间。长期使用卫生护垫，容易使阴部因透气不良而导致感染。同时卫生护垫也可能会摩擦皮肤，不适合每天使用。

专家建议，在月经开始和结束的一两天，或是性行为后的几小时内，可以使用卫生护垫；平时有较多分泌物时，可以每天多换几次内裤以保持干爽，没有必要使用卫生护垫；如果外阴有病症时更不能使用卫生护垫。有研究指出，每天使用卫生护垫是引起外阴疼痛的主要原因。此外，看似方便的内置卫生棉条，也是增加妇科疾病隐患的生理用品，尤其是长时间不更换棉条更容易导致阴道炎症以及其他的妇科疾病。所以经期应尽量使用卫生巾，而不使用棉条，使用时则要及时更换，睡前务必要更换新棉条。

怎样注意不同时期的性器官卫生

月经期要注意什么

月经期夫妇双方均应克制自己，严格避免性生活。因为此时子宫内膜剥脱，子宫腔有创面，此时性交容易引起性器官的炎症，还会加重盆腔充血，可引起月经量增多及月经期延长。如果原来已患盆腔炎，经期性交还可能导致盆腔炎急性发作。有些女性月经净后两三天，月经复又回潮，此种情况应特别注意，以免性交感染。

妊娠期要注意什么

在妊娠初期的头 3 个月里，应避免性生活，以防性的冲动引起子宫收缩而导致流产。妊娠末 3 个月，也应该避免性生活，以防性刺激而导致早产。特别是妊娠末 1 个月，更不宜进行性生活，以免发生产道炎症或阴道出血。至于其他时间，虽不是绝对禁止，也应有节制。同时要注意性交时女方腹部不要受压，性交动作不宜过分剧烈。如果有流产或早产

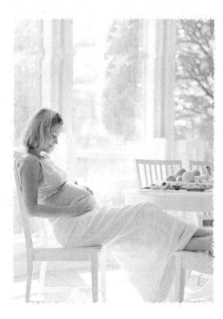

史的，应遵医嘱，在整个妊娠过程中实行夫妇分居。孕妇洗澡最好不要坐在水中，盆内可放只小凳坐着洗或擦身，以防止细菌进入阴道。

产褥期要注意什么

女性生产后，生殖器官及身体其他部位所产生的变化在产后逐渐复原，这一段时间需要 6~8 周，称为产褥期，俗称"月子"。此时女性身体抵抗力较差，加上产后子宫内胎盘剥离后留下了创面，更容易得病。因此，产褥期应特别注意休息，在此期间不宜有性生活，以免引起产道发炎或妨碍会阴、阴道

伤口的愈合，如产后阴道血性分泌物持续时间较长，则禁欲时间应相应延长。产褥期还要禁止盆浴或坐浴，以免细菌进入宫腔而感染。

哺乳期要注意什么

哺乳期女性对性的要求较少，同时由于日夜照看孩子，比较辛苦，性生活应有节制。哺乳期阴道壁较为脆弱，性交时动作不宜过猛，以防止阴道壁裂伤出血。

绝经期要注意什么

女子绝经后，卵巢功能衰退，不再排卵，卵巢分泌激素的作用减弱，局部抗菌能力大大下降，易引起浅表创伤，导致外界细菌侵入而引发阴道炎等妇科疾病。平时应注意保持外阴清洁；夫妻同房时，外阴最好涂润滑剂，以防创伤。

妇科病的治疗与调养

女性生活中应注意的问题

洗衣机里藏有哪些隐患

目前大多数家庭都使用全自动洗衣机清洗全家衣物,内衣裤如果放入洗衣机中洗涤,即使不与其他衣物放在同一筒,也会被传染某些病菌,即使通过晾晒也不能彻底消除。

有研究显示,全自动洗衣机的脱水槽与洗涤槽之间的间隙很小残留水不易被排放干净,所以比传统的双缸式洗衣机更容易引起真菌的滋生。另外,使用洗衣机洗涤衣物时,通常用加酶洗衣粉,如果漂洗得不干净、不彻底,残留于内衣裤上的加酶洗衣粉会侵蚀乳房及外阴皮肤表面的上皮细胞,从而发生病理性变化,容易引发妇科疾病。

所以,家庭洗内衣裤最好用手工搓洗,并选用肥皂洗涤,而不要用加酶洗衣粉。尤其是孕妇、哺乳期女性的内衣,更要加以注意。此外,可将洗衣机摆放在通风、明亮的地方;内衣裤与外套分开洗涤,以降低衣服的交叉污染;洗完衣服后可以将洗衣机的盖子打开,通风一段时间,使洗衣机内部保持干燥状态,抑制微生物的生长;衣物脱水后应立刻拿到外面晾晒,而不要闷在洗衣机内。养成科学的洗衣习惯可以有效地避免洗衣机二次污染。

服用保健品为什么应慎重

目前市场上女性保健品琳琅满目,很多女性为了让自己更年轻、更漂亮,会选择服用一些保健类的药品。但大多数保健品里是否含有激素却很难知晓,而且保健品不是有治疗作用的药品。处于更年期的女性雌激素分泌较高,而孕激素分泌下降,如果服用了含雌激素的保健品,会打破雌、孕激素平衡,可能诱发一些妇科病变,如子宫内膜病变等。

所以女性在保健养生方面,应更加注重天然的食品,科学地选择一些营养食谱,以食补代替药补。服用保健品之前,要了解保健品的成分,尽量在医生的指导下服用,并定期做相关的检查,以保证保健品使用的安全。

女性经期饮食宜忌有哪些

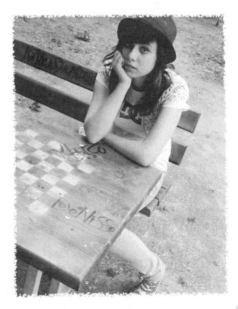

经期会损失一定量的血液,因此女性在这期间应注意营养调节,要适当增加一些含蛋白质、维生素及铁、钙等营养食物,如鸡蛋、瘦肉、鱼、豆制品及新鲜蔬菜、水果等。同时女性在经期应避免食用以下几类食物:

(1)生冷类。即中医中所

说的寒性食物,如梨、香蕉、荸荠、石耳、石花、地耳等。这些食物大多有清热解毒、滋阴降火的功效,平时食用对人体有一定益处,但在经期应尽量避免吃这类食物,否则容易造成痛经、月经不调等症状。

(2)辛辣类。如肉桂、花椒、丁香、胡椒等。这类食物都是平时做菜时的佐料,但在经期不宜食用这些辛辣刺激性食品,否则容易导致痛经、经血过多等症。

(3)油炸类。因为受体内分泌的黄体酮影响,经期女性皮脂分泌增多,皮肤油腻,同时毛细管扩张,皮肤变得敏感。此时进食油炸食物,会增加肌肤负担,容易出现粉刺、痤疮、毛囊炎,还有黑眼圈。另外,由于经期脂肪和水的代谢减慢,此时吃油炸食物,脂肪还容易在体内囤积。

(4)影响性功能的食物,如菱角、茭白、冬瓜、芥蓝、蕨菜、兔肉、黑木耳、大麻仁等。

经期着凉会有哪些不良后果

女性如果在经期受寒,会使盆腔内的血管收缩,导致卵巢功能紊乱,可引起月经量过少,甚至出现闭经、月经不调等症状。

所以女性在经期一定要注意保暖,防寒避湿,不要淋雨、涉水、游泳和吃冷饮等,应避免坐在潮湿、阴凉之处,或者空调、电扇风道口的地方,也不能用凉水洗澡、洗脚或将手长时间浸泡在冷水中。

此外,可以在食谱中添加大葱、豆类、南瓜、大蒜、生姜、栗子、橘子等食物,或用牛肉、鸡肉炖的高汤,对着凉引起的月经不调有一定的治疗作用。

经期为什么不可捶打腰背

女性在月经期间，由于盆腔充血，会感到腰酸、下腹或小腿发胀、乳房胀痛、大小便次数增多等不适感。这时女性经常采用捶打腰背的方法来缓解腰酸背痛，然而，这种做法是不科学的，而且往往会加剧胀痛。因为捶打腰背会使盆腔血流加快，充血愈加严重，可能导致经血增多，经期延长。同时，由于女性在经期全身和局部的抵抗力降低，捶打不利于经期子宫内膜剥落后创面的修复和愈合，容易引起感染而患妇科疾病。

经期穿紧身裤有什么害处

很多女性会在经期选择穿紧身内裤或牛仔裤，她们认为这样不但可以免除侧漏的尴尬，还能在一定程度上缓解腹痛，其实这样是不科学的。

（1）经期穿紧身内衣易使经血流出不畅，而且在脱穿时还会使盆腹腔压力突变，很容易造成经血逆流，出现经期腰痛、腹痛症状，最终导致子宫内膜异位症，甚至导致不孕症。

（2）在大量经血流出的情况下，如果阴部的透气性不好，潮湿的环境可能造成一些微生物的滋生，导致真菌性阴道炎的发生。

（3）由于女性会阴部有大量毛囊腺分布，紧身内衣容易使汗腺分泌受阻，如清洁不够，细菌大量繁殖，就会出现毛囊腺炎症，少数还可能导致阴部疏松结缔组织炎、前庭大腺脓肿等疾病。这种现象在经期尤其严重。

（4）长期紧身束腰，会挤压腰部脂肪，形成葫芦形腰身，有碍腰部血液循环，容易导致慢性腰肌劳损。此外，还会令胃肠受压而影响血氧供应和正常蠕动，导致食欲不振、消化不良。所以，女性在月经期间最好选择透气性好、较为宽松的棉质内衣，而且应该做到每天换洗。

经期饮浓茶会产生什么不利影响

经期应适当多饮白开水，而不适合饮浓茶。因为浓茶含咖啡因较高，能刺激神经和心血管，使人情绪兴奋，基础代谢加快，容易导致痛经、经期延长或出血过多等症状。同时茶中的鞣酸在肠道与食物中的铁结合，会发生沉淀，影响铁质吸收，引起缺铁性贫血。

女性为什么不应过量吃甜食

许多女性都喜欢吃糖果、巧克力等甜食，还习惯喝可乐等高糖饮料，甚至在做菜的时候也要放糖。然而专家介绍，糖分含量高的环境适合真菌生长，如果经常吃糖，将很容易导致真菌性阴道炎。一项针对念珠菌反复感染者的研究显示，很多患者的血糖或尿糖均明显高于正常水平；当90%的患者在减少日常糖分摄入量后，一年内念珠菌阴道炎的感染或复发很少。这说明糖分摄入量与念珠菌感染有明显的联系。

平时喜欢吃糖的女性，如果患真菌性阴道炎，即便是一段时间真菌得到了抑制，但由于糖分含量高的环境仍然存在，真菌仍然会不断滋生繁殖，从而引起阴道炎的反复发作。所以真菌性阴道炎反复发作期间，要暂时"戒食糖"。而平时喜爱甜食的女性，也不可过量食用，如果食用最好选择在两餐间进食。

女性吸烟或被动吸烟有什么危害

研究表明，香烟内的主要成分尼古丁类物质可以抑制卵巢颗粒细胞芳香化酶的活性。这是一种卵巢雌激素合成过程中不可缺少的酶，因此长期或大量吸烟的女性体内可能会出现雌激素不足，直接影响到卵巢卵泡生长发育与成熟，影响正常月经来潮，可以引起月经稀少，甚至闭经，并由此而影响生育功能。

此外，长期吸烟的女性，发生宫颈癌的概率将明显高于其他女性。实验证明，人乳头瘤状病毒感染是宫颈癌发生的主要原因，而烟龄越长，每天吸烟量越多，感染人乳头瘤状病毒的概率就越高。吸烟史超过 10 年，每天吸烟量超过 15 支的女性，发生宫颈癌的风险为 80%。这不仅是由于烟草中含有许多致癌物质，还因为吸烟会影响体液和细胞的免疫功能，阻碍抗癌基因起作用，从而增加感染人乳头瘤病毒的机会。被动吸烟也是宫颈癌发生的高危因素。不仅如此，不孕、早产、胎儿畸形都与长期的吸烟习惯有着密切的联系。所以女性为了自身与宝宝的健康，必须戒掉吸烟的习惯，在怀孕期间更是要戒烟并远离二手烟。

女性为什么最好不用爽身粉

爽身粉即痱子粉，它的主要原料是滑石粉。而滑石粉是由氧化镁、氧化硅、硅酸镁以"结合"形式组成的无机化合物，其中的硅酸镁又称石棉。经研究这种化学成分可以诱发癌症。

在夏秋季气候潮湿炎热的时候，很多女性都喜欢在洗浴后使用爽身粉，而拍洒的部位一般在外阴部、大腿内侧、下腹部、腋窝等处，这些部位临近女性的生殖器官，长时间使用是对于女性健康的一种潜在威胁，它有可能一路从阴道进到骨盆腔，增加罹患卵巢癌的风险，所以女性与儿童都应尽量避免使用爽身粉。然而，不是所有的爽身粉都不宜使用，女性朋友可以选用以玉米粉为主要成分的爽身粉。

经常用化学液洗阴部有什么害处

很多女性认为使用洗液是保持外阴清洁的良好习惯，其实这种方法并不科学。阴道表面是由一层含有动物淀粉的上皮细胞所覆盖，阴道的分泌物中含有一种乳酸杆菌，可以将动物淀粉分解为乳酸，使阴道内保持一定的酸度，形成一道防止致病菌侵入的天然防线。长期用碱性的肥皂或药物清洗下身，会杀死对身体有益的阴道杆菌，使局部抵抗能力下降，给病菌可乘之机。加上阴道为黏膜组织，很容易受刺激引起水肿，造成排尿困难，增加感染机会。

据专家介绍，有40%以上的阴道炎患者都是因为清洁方法不当造成的，每周用化学洗液冲洗一次或一次以上者，可明显增加盆腔感染的机会，进而增加宫外孕的危险，冲洗越频繁，盆腔感染的危险性就越大。

按习惯或误导，在不洁性交之后，女性大都用清洗液冲洗阴道，一是防止受孕，二是怕传染上性病。事实上，经常使用清洗液进行阴道冲洗的女性患性病的危险性反而增加，在性生活后用清水冲洗阴道则没有危险性。此外，有的女性对化学洗液的刺激较为敏感，或是使用的溶液浓度过高，还会引起外阴瘙痒、红肿、破溃。尤其是老年女性绝经以后，由于卵巢功能衰退，阴道黏膜变薄，阴道杆菌相对减少，更易诱发老年性阴道炎。

所以除患外阴炎、阴道炎或预防产褥期感染等情况，医生建议女性平时最好只采用温开水洗涤外阴的方法，这样既可达到清洁卫生的目的，还兼有预防静脉瘀血和痔疮发生的功效。

常服丰乳药物后果是什么

丰乳产品中大多含有雌激素，其中主要是己烯雌酚，如果长期使用，会引起许多严重病症。

（1）乙烯雌酚经皮肤吸收后，会抑制体内雌激素的分泌，影响乳房等第二性征的发育。

（2）乙烯雌酚会引起子宫内膜增生过长，导致经期延长、月经量增多，甚至发生贫血。

（3）乙烯雌酚会使皮肤色素沉着，出现黑斑。

（4）经常使用含乙烯雌酚的丰乳霜会损害肝、肾等脏器，促使胆汁中的胆固醇饱和沉积而形成结石，还可诱发胰腺炎和血管栓塞性疾病。

女性为什么不宜长时间憋尿

人体产生尿意，如果强忍着不排，就容易使膀胱内尿液越积越多，含有细菌和有毒物质的尿液不能及时排出，就容易引起膀胱炎、尿道炎等疾病，出现尿痛、尿血或溢尿等症状，严重时还会引起尿路感染或慢性肾炎。此外，国外研究称，排尿次数与膀胱癌的发病率密切相关，排尿次数越少，患膀胱癌的危险性越大。因为憋尿增加了尿中致癌物质对膀胱的作用时间，从而增加其患癌症的可能性。所以，女性在外出前应尽量上一次厕所，在学习、工作的间隙，也要留出一定的休息时间，及时处理方便之事，不要养成憋尿的不良习惯。

久戴胸罩会造成哪些不良后果

胸罩是女孩子成年后的必备用品，它不仅可以帮助女性展现曲线美，而且佩戴胸罩能够保护乳房，支撑并衬托乳房，使其血液循环通畅，有助于乳房的发育；同时胸罩还可以帮助减少行走、运动和劳动时乳房的摆动，防止乳房松弛和下垂。

然而长期佩戴胸罩，或佩戴不适合的胸罩，会压迫乳房而造成局部组织血液循环不良、新陈代谢障碍，甚至形成血瘀、包块、结节，轻则影响乳腺发育，造成乳房畸形或形成副乳，重则发生癌变，发展成乳腺癌。

所以女性应选择合适舒服的胸罩，以刚好在人体活动时能够托起乳房、限制乳房的活动，而不影响呼吸，取下后皮肤上也不会留有压迫痕迹为标准。胸罩大小可请专业人员测量，过大会达不到支撑、保护乳房的作用，过小会压迫乳房和乳头，影响呼吸和胸廓、乳房的发育。睡觉时最好不要佩戴胸罩，以免影响呼吸和血液循环。

长期上夜班对女性会造成哪些影响

上班族的女性要注意劳逸结合，如果经常加夜班，或者长期过夜生活，会使作息时间不稳定，导致机体生命节律发生紊乱，神经内分泌系统功能失调，雌激素、孕激素不平衡，进而可能导致子宫肌瘤、子宫内膜癌、乳腺癌的发生。

如果需要长期上夜班的女性，可以重新设定生物钟，保持常年白天睡觉的习惯，并且达到 7 小时以上的睡眠要求，也可以形成自己正常的生活规律。在白天睡觉的时候，还应尽量创造安静、黑暗的环境。同时，应注意饮食健康，多吃一些有利于消化的食物，如绿色蔬菜、新鲜水果，还可适当补充维生素 A。要对定期的妇科检查予以重视，如有病症应尽早医治。

缓解精神压力应从哪些方面做起

女性具有敏感、细腻的心理特征，当不同年龄、不同社会层次的女性，面临社会工作节奏的不断加快，承受来自工作、家庭和人际等多方面的重压时，精神始终保持着高度紧张的状态，很容易产生心情抑郁、焦虑、易怒、失眠等现象，导致女性内分泌功能紊乱，健康亮"红灯"。由于长期处于压力下会抑制脑垂体的功能，使卵巢不再分泌雌激素并不再排卵，从而导致月经紊乱，甚至引发与内分泌相关的如乳腺疾病、子宫肌瘤和卵巢囊肿等妇科疾病。同时压力可能会影响到人体的免疫系统，如果生活中不良的卫生习惯造成细微感染，在自身的免疫力下降时，女性很容易患上细菌或病毒感染而引起的疾病，如阴道炎、宫颈炎等。

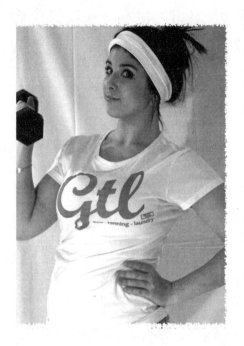

为保证女性自身健康，首先应注意适当释放压力，自我调节情绪，科学解压，可以听音乐、旅游、更换环境、与好友倾诉心事等，使心胸开阔，保持良好的心情。缓解精神压力，还可从事一些全身运动，如游泳、跑步，每周进行 1 次或 2 次，每次 30 分钟。同时应合理安排工作和生活，注意作息与饮食的规律，多食用一些有减压作用的食物，如香蕉、卷心菜、土豆、虾、巧克力、火腿、玉米、番茄等。

哪些方法可帮助摆脱心理困境

（1）回避法。当情绪激动时，不妨找个安静的地方，分散一下注意力，使内心趋于平静。

（2）自勉法。在很多情况下，自勉能驱散忧郁、克服怯懦，使自己恢复乐观与自信。

（3）自我安慰法。在迫不得已的情况下,使用精神胜利法,也可使自己从困境中解脱出来。

（4）宣泄法。适当地发脾气,都可以宣泄内心积累的烦闷,摆脱恶劣的心境。当然,宣泄应该适度,以不妨碍他人、不伤害自己为前提。

（5）倾诉法。把心中的郁闷倾诉出来,尽快走出心理的困境。

（6）升华法。如果能把负面心理激起的能量引导到对社会、对自己都有利的方面,则是难能可贵的。

怎样消除心理疲劳

（1）明确工作成效,会使自己不断处于激励状态之中,这样就能维持较高的兴奋水平,消除心理疲劳。

（2）使活动保持多样化,这样就能够通过交换刺激,使人始终保持兴奋状态,即使身体疲劳,心理上仍会保持愉悦的感觉。

（3）积极培养对工作或学习的兴趣,使大脑皮质形成兴奋状态,有助于克服心理疲劳。

（4）工作或学习之余,积极参加体育锻炼或娱乐活动,并保持足够的睡眠时间,这对消除心理疲劳大有好处。

怎样用良性暗示养生

拥有健康的生活,除了积极锻炼身体,合理饮食起居之

妇科病的治疗与调养

外,还应注意经常进行良性暗示。良性暗示也叫积极暗示,是心理暗示的一种,能够对人的心理、行为、情绪产生一定的积极影响和作用。从心理学角度来分析,言语中的每一个词、每一句话,都是外界事物和生活现象的代表,在人的大脑中都有所反映,对人体起着重要的启示作用。

进行这种良性暗示的具体方法为:首先要多回忆过去美好愉快的事情,使自己保持平静愉悦的心情。其次是排除杂念,默念良性暗示,如早晨起床时默念"今天感觉特别好";吃饭前默念"这饭菜又香又好吃";睡觉前默念"今晚一定睡得香";吃药时默念"这药对治病特别有效"等。

为了使良性暗示达到预期的效果,在进行良性暗示的时候要注意克服浮躁心理和急功近利心理。良性暗示是一种平心静气、潜移默化的心理运动,想一蹴而就,或三天打鱼、两天晒网的做法都是不可取的。在充满变幻和快节奏的现实生活中,要想保持身心健康,使良性暗示取得实效,必须默默地、静静地、缓缓地、长期坚持进行,才能得到理想的效果。

怎样消除社会环境对患者的影响

妇科疾病的治疗不可忽视社会环境对患者造成的影响,如果家属、爱人、好友、同事不能正确看待妇科患者,或歧视或漠不关心,都会对患者心理造成负面影响,导致患者遮掩和消极对待疾病,延误治疗的进程。当患者入院治疗时,可利用同室病友的现身说法,使患者对疾病有更深的认识,对治疗效果也有更为直观的了解,从而有助于对医护人员产生信任感。另外,那些年龄较小的未婚者做无痛人流时,也可通过社会环境对其进行正确的引导。如医护人员应向其讲解手术可能造成的不良后果，亲朋好友也应积极对患者做思想工作，让其认识这种行为对身心造成的不良影响等，通过这些让患者感到社会环境对她的关怀，从而加强对自身健康的重视，学会关爱自己。

妇科病的治疗与调养

女性健身常识

运动选择不当易引发哪些妇科病

适当的运动有利于提高机体免疫力、预防疾病，然而有些剧烈运动不适合女性操作，长时间超负荷运动，可能会导致某些妇科疾病。

（1）月经异常。专家曾对从事较大运动量的少女进行调查，发现其中月经异常者占有相当大的比例，多表现为月经初潮延迟、周期不规则、继发性闭经等，且运动量越大，初潮年龄越晚。因为剧烈运动会抑制下丘脑功能，造成内分泌系统功能异常，影响体内性激素的正常水平，从而干扰了正常月经的形成和周期。

（2）外阴创伤。有些女性在运动中外阴部不慎与自行车横档、平衡木或其他硬物相撞，容易发生外阴血肿，严重者可伤及尿道、阴道，甚至盆腔。

（3）卵巢破裂。剧烈运动、抓举重物、腹部挤压碰撞都可引起下腹部疼痛，导致卵巢破裂。其腹痛在休息后稍缓解，但再次运动后疼痛又会加剧，甚至遍及全腹。卵巢破裂一般发生在月经周期 10 ~ 18 天，其中 80% 为黄体或黄体囊肿破裂。

经采取有效措施后,出血少者一般可避免手术而保留卵巢。

(4)卵巢扭转。绝大多数的卵巢扭转是由于生有囊肿的卵巢因体位突然改变而引起,如发现突然剧烈腹痛,牵扯至一侧腰部,且伴有恶心的症状,应及时治疗,一般可切除囊肿并保留卵巢。

(5)子宫内膜异位。经期剧烈运动有可能使月经血从子宫逆流入盆腔,随经血内流的子宫内膜碎屑就可能种植在卵巢上,形成内含咖啡色液体的囊肿,俗称"卵巢巧克力囊肿"。得了子宫内膜异位症后,患者常出现渐进性加剧的痛经,重者还会引起不孕。

(6)试验证明,子宫位置正常的女性负重 20 千克时,宫颈位置没有明显变化;负重 40 千克时,宫颈就有明显的向下移位。

经期运动要注意什么

女性经期的适量运动能够有效地改善和提高人体的功能状态,促进血液循环,特别是能够改善盆腔内生殖器官的血液循环,减少充血。在体育活动时,腹肌和盆底肌肉也可以得到一定的收缩和舒张活动,有利于经血的排出,可以缓解经期的不良生理反应。但经期一定要注意不可剧烈运动,以免导致月经突然停止、经血逆流,或月经不调等后果。

(1)女性在经期应根据自身情况,适当减小运动量。比如平时经常做的慢跑、做操、打拳、打乒乓球、打羽毛球、散步等,都比较适合,只是在锻炼的时间上可以适当缩短些,速度也可以放慢。如果是参加剧烈的运动项目,则应该减小运动量,或在经期结束之后再进行。

（2）女性在经期应避免参加剧烈的、震动大的运动。运动时如果腹部突然受压,容易引起经期流血过多或子宫位置改变。应避免的运动有跳高、跳远、快速跑、踢足球、举重、哑铃等。

（3）经期不宜参加游泳运动。由于经期时子宫内膜正在出血,子宫口又处在微开状态,病菌容易侵入,进而引起生殖器官发炎等妇科病。另外,在冷水刺激下,子宫和盆腔血管会收缩,可能引起经血过少,甚至闭经等后果。

（4）经期应避免竞争激烈的比赛。女性在经期参加这些运动,容易因高度的精神紧张而导致内分泌功能紊乱,出现月经失调。

更年期女性运动要注意什么问题

更年期的女性加强运动,可以延缓衰老过程,防止发胖,降低骨质疏松的威胁,并可减缓肺、脑、肌肉功能的衰退。然而在运动过程中,应注意以下几点:

（1）循序渐进。女性进入更年期后,如果不是平时就经常从事体育锻炼的人,那开始的运动量不宜过大,而要量力而行,因此可以在每次运动中逐渐加大运动量。

（2）选择自己感兴趣的项目。体育锻炼是一种长期的健身活动,如果不是根据自己的特点选择的,或不符合自己兴趣的运动项目,就难以坚持。喜欢运动的女性可选择爬山、游泳、跳健身舞、交谊舞等运动,喜欢安静的女性可选择练气功、太极、瑜伽、绘画、书法等活动。

（3）适当调整运动量。如果在锻炼后有什么不适，出现胸闷、心慌、气短、乏力、睡眠差等情况，应及时调整运动量和运动时间，运动考虑自身体力，量力而行。

（4）避免参加比赛性质的运动。比赛性质的运动由于运动量大、竞争性强，会突然加剧心肺负担，可能引发不适或意外。

（5）随着运动量的增加补充营养。坚持运动锻炼的同时，身体消耗了较多的热量，如果不注意补充营养，就会影响正常代谢，所以合理搭配膳食，增加蛋白质摄入量，多吃水果、蔬菜，都可以在运动的同时，达到养生保健的效果。

女性游泳要注意哪些问题

（1）不要到水源受到污染的水中去游泳。

（2）天凉不要去游泳，也不要到特别凉的水中去游泳。

（3）经前、经期时，阴道及子宫的防御屏障减弱，抵抗力下降，这期间不宜游泳。

（4）患阴道炎、急性宫颈炎、急性盆腔炎、泌尿系感染的患者，最好不要去游泳，以免增加自己和他人的痛苦。

（5）游泳后应尽快用清洁的水彻底冲洗并擦干身体，以保持皮肤及外阴的清洁。

锻炼阴道肌肉的凯格尔运动怎样做

生产过的女性，因为在分娩时尿道周围的肌肉会受到强力的拉扯，进而失去弹性，较难恢复，使女性在进行性生活时

妇科病的治疗与调养

不容易达到性高潮，严重者还会对性生活产生厌恶感。凯格尔运动就是帮助女性恢复阴道肌肉弹性的一种锻炼操。这项运动主要强化骨盆底的耻骨尾骨肌肉的收缩能力。因为在性交过程中阴道的收缩主要是靠这两块肌肉。

凯格尔运动练习的具体步骤是：首先找到耻骨尾骨肌。耻骨尾骨肌在双腿之间，收缩直肠与阴道时就可以感受到这两块肌肉的存在。当排尿时，故意中断尿流，也是这些肌肉在起作用。当你能够确定这些肌肉的存在之后，可以进行如下练习。

将身体仰卧于床上，用一个手指轻轻插入阴道，此时尽量将身体放松，然后再主动收缩肌肉夹紧手指，在收缩肌肉时吸气，你能感到肌肉对手指的包裹力量。当放松肌肉时，呼气，并反复重复几次。每次肌肉持续收缩3秒，然后放松3秒。现在可以拿出手指，并且继续练习放松收缩肌肉，10次为一组动作，每天至少做3次。如果你能将此运动连续做6周，你就会收到很好的效果。

做仰卧起坐对女性有什么好处

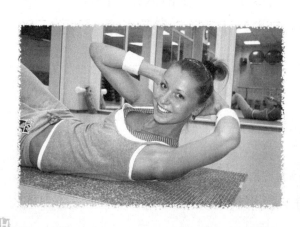

仰卧起坐能很好地锻炼腹部肌肉，而腹部肌肉的收紧可以更好地保护腹腔内的脏器。而且腹股沟有许多毛细血管和穴位，做仰卧起坐可以刺激这

些血管，同时促进腹部血液循环，从而达到治疗和缓解妇科疾病的目的。此外，做仰卧起坐还可拉伸背部肌肉、韧带和脊椎，也可起到调节中枢神经的作用。

专家认为，每次做仰卧起坐锻炼，应尽量达到规范动作，以更好地发挥运动的作用。做仰卧起坐时，应在身体前屈时呼气，仰卧时吸气，即在向后仰卧时开始吸气，肩背部触地瞬间屏气收腹，上体逐渐抬起；当上体抬起至腹部有胀感时，快速呼气，向前引体低头，完成整个动作。30 岁以下女性仰卧起坐最好能达到每分钟 45 ~ 50 个，相当于 1 秒半做 1 个；40 岁女性最多每分钟做 35 个；50 岁女性每分钟做 25 ~ 30 个即可。

做仰卧起坐要持之以恒，偶尔锻炼一次而不坚持，会使肌肉酸痛，而且还达不到效果。此外，女性不要在经期做仰卧起坐，更不要在做仰卧起坐时抓举重物、挤压或碰撞腹部，这样有可能引起卵巢破裂，引起下腹部疼痛。

肚皮舞有哪些保健作用

肚皮舞也叫纤腰舞，是通过扭动腰身以训练女性体态的舞蹈，舞蹈的姿势与旋转运动都要求胯部灵活活动，做出眼花缭乱的摇摆动作。通过这样的动作，可改善女性的身体弹性，减少地心引力对女性松弛下垂的赘肉的作用。

一般的运动健身，很难活动到骨盆、耻骨和腹腔，而肚皮舞是一种全身的舞蹈运动。它可以使腿部、腹部、肩膀以及颈部都得到充分的活动，其专门针对腰腹部的训练，更可以起到收紧臀肌、促进盆腔血液循环、调节女性内分泌系统、内在

妇科病的治疗与调养

按摩腹腔子宫器官等作用,对月经不调、痛经等妇科疾病都有一定的治疗功效。此外,肚皮舞还可以帮助女性树立自信心,使魅力由内而外散发出来,对保持女性的心理健康也有许多好处。

刚练习肚皮舞的女性应注意:

(1)放开胆子,自由摇摆,动作幅度大才能更好锻炼身体,看起来也更漂亮。

(2)课程前后必须跟随教练认真进行舒缓练习,做好热身运动,以防肌肉拉伤。

(3)进食后 30~60 分钟方可练习。练习结束后 1 小时内不宜洗澡,因为运动后皮肤大量出汗,毛孔扩张,马上洗澡会使身体受到冷热刺激。

(4)经期最好不要进行该项运动,太剧烈地抖胯会使经血增多,经期延长。

妇科病患者的
饮食调养

饮食清淡少盐，可以避免因吃盐过多导致的体内盐分、水分贮存量增多，防止在月经来潮前夕，发生头痛、激动和易怒等症状。

月经不调患者怎样通过饮食调养

饮食原则

（1）饮食温热，忌生冷。中医学认为，血得热则行，得寒则滞。饮食温热才有利于血液运行畅通。而生冷、寒性的食物不但有碍消化，还易损伤人体阳气，导致经血运行不畅，造成经血过少，甚至出现痛经、闭经等症。

（2）饮食清淡，忌辛辣。清淡饮食易消化，营养丰富，利于人体吸收。而饮食清淡少盐，可以避免因吃盐过多导致的体内盐分、水分贮存量增多，防止在月经来潮前夕，发生头痛、激动和易怒等症状。刺激性强的辛辣食物，会刺激血管扩张，引起经量过多或痛经，所以经期不宜食用。

（3）多吃高纤维食物。高纤维食物，如蔬菜、水果、糙米、燕麦等，具有润肠通便的作用，应适量食用。另外，高纤维食物可促进雌激素的分泌，增加血液中镁的含量，起到调整月经和保持情绪稳定的作用。

（4）摄取足够的优质蛋白质。优质蛋白质是指所含人体必须氨基酸种类齐全、数量多、人体利用率高的蛋白质，包括鱼类、瘦肉、蛋类、奶类中的蛋白质和大豆中的大豆蛋白质。经期失血，造成血红蛋白的流失，适当多吃些富含优质蛋白质的食物，以补充经期所流失的营养素。

（5）避免饮浓茶。浓茶这类富含咖啡因的饮品，会刺激神经和心血管，增加焦虑和不安的情绪，并容易加重痛经、经期延长和经血过多。同时，浓茶中的鞣酸会使人体对铁元素的吸收出现障碍，加重缺铁性贫血。

（6）不要吃过多甜食。如果吃过多甜食,如饮料、蛋糕、红糖、糖果等,会导致糖分摄入过多,容易造成血糖不稳定,出现心跳加速、头晕、疲劳、情绪不稳定等不适,加重月经不调。

辨症食饮

（1）月经先期。宜食瘦肉、猪肝、藕、牛奶等补血清热类食物,平时宜食土豆、红枣以加强营养。

（2）月经后期。加强营养,以滋阴、补血食物为宜。食欲良好者可食黑鱼、瘦肉食物;食欲欠佳者则应以素食为主,可食冬菇、木耳、新鲜蔬菜等。

（3）月经先后不定期。在食欲良好的情况下,多食滋补肾阴的食物,如鳖、猪腰、禽蛋类及新鲜蔬菜等;食欲欠佳者,饮食宜多样化,做到色、香、味俱佳,以增进食欲。

（4）月经过多。以清热补血食物为主,如瘦肉、猪肝、藕片或藕粉,均为止血、凉血佳品。

（5）月经过少。应加强营养,多食瘦肉、禽蛋类及新鲜蔬菜、红枣、赤小豆等。

宜吃的各类食物

（1）鸡肉。有温中益气、补虚填精、健脾胃、活血脉、强筋骨的功效。对畏寒怕冷、头晕心悸、乏力疲劳、月经不调、贫血、中虚食少、消渴、水肿、小便频数等有很好的食疗作用。老年人、患者、体弱者更宜食用。

（2）乌鸡肉。具有补虚劳羸弱、益产妇的功效,是补养身体的上好佳品。对女性月经不调、白带多及一些虚损病有较好的疗效。

（3）羊肉。味甘性热，可补肾壮阳、暖中驱寒、温补气血、开胃健脾，对腹部冷痛、气血两亏等一切虚状均有治疗和补益效果。用于治疗肾虚腰痛、经血不调、产后血瘀等症。

（4）墨鱼。富含蛋白质、维生素A、钙、镁、硒等营养元素，具有滋养肝肾、补阴血、调经止带功效，用于治疗经血不调、水肿、湿痹等症。

（5）鲍鱼。性平，味甘、咸，有润燥、利肠、益精、调经、明目等功效，适用于虚火烦躁、月经不调、大便秘结等症。

（6）茄子。具有清热活血、通络散瘀、消肿止痛的功效。女性经常食用对月经过多、痛经有一定调理作用。

（7）莲藕。含有丰富的维生素K，具有收缩血管和止血的作用，对于瘀血、出血患者极为适合；还含大量的维生素C、食物纤维及丰富的单宁酸，对体质虚弱的患者也有补益作用。适用于月经不调、经期提前且量多等症，有"活血而不破血，止血而不滞血"的特点。

（8）荠菜。具有利水消肿、凉血止血、降压明目的功效，适用于目赤肿痛、月经过多、吐血、便血、血崩等症。

（9）银耳。性平味甘，有滋阴润肺、补肾强精、止血、活血、润肠通便的功效，适用于体弱、月经不调、神经衰弱、大便秘结、眼底出血等症。

调养方案

1. 调养粥汤

◈ **鲜藕粥**

用料：鲜藕 50 克，大米 100 克，红糖 5 克。

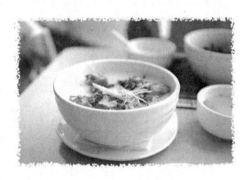

制法：鲜藕洗净，切成薄片，大米淘净。把大米、藕片、红糖放入锅中，加入适量清水，用武火烧沸后，转用中火煮至米烂成粥。每日 2 次，早晚食用。

功效：健脾开胃，养心和血。适用于月经过多症状。

◈ **双耳汤**

用料：银耳 10 克，黑木耳 10 克，冰糖少许。

制法：将银耳、黑木耳泡发洗净，放入锅中，加适量清水，煮至熟烂，放入冰糖调味即成。功效：益气和血，养胃生津，养肝明目。适用于月经不调症状。

◈ **乌鸡汤**

用料：乌鸡 1 只，当归、黄芪、茯苓各 9 克，精盐、鸡精、料酒各适量。

制法：乌鸡洗净，去肠杂，将三味中药放入鸡腹内，用线缝合，放入砂锅内，加入适量的水，煮熟后去药渣，加精盐、鸡精、料酒调味即可。食肉喝汤，分 2 次或 3 次服完。月经前每

妇科病的治疗与调养

天 1 剂, 连服 3~5 天。

功效: 健脾养心, 益气养血。适用于气血不足而导致的月经不调。

◈ 母鸡艾叶汤

用料: 老母鸡 1 只, 艾叶 15 克。

制法: 将老母鸡洗净, 切块, 同艾叶一起煮汤至熟烂即可。分 2 次或 3 次食用, 月经期连服 2 剂 3 剂。

功效: 补气摄血, 健脾宁心。适用于体虚不能摄血所致的月经不调。

2. 调养菜谱

◈ 归地烧羊肉

用料: 羊肉 500 克, 当归、生地黄各 15 克, 干姜 10 克, 精盐、白糖、酱油、料酒各适量。制法: 将羊肉洗净, 切块, 放砂锅中。当归、生地黄洗净, 也放入砂锅, 加适量精盐、白糖、酱油、料酒及清水, 炖至肉烂即成。可经常服用。

功效: 温中补虚, 益气摄血。适用于气虚所致的月经不调。

◈ 海参猪蹄煲

用料: 水发海参 250 克, 猪前蹄 2 个, 精盐、鸡精、料酒各适量。

制法: 将海参和猪蹄洗净, 海参切条, 猪蹄去毛、蹄甲, 切大块。两者一起放入锅内, 加清水武火煮沸后, 改用文火慢炖

3～3.5 小时,加精盐、鸡精、料酒调味即可。

功效:补益气血。适用于血虚型月经过多。

◈ 清炒墨鱼片

用料:净墨鱼肉 250 克,黄瓜 100 克,水发木耳 20 克,精盐、鸡精、胡椒粉、料酒、食醋、鸡油、鸡汤各适量。

制法:墨鱼肉洗净切片,下沸水锅焯熟,捞出控水。木耳洗净切小片。黄瓜洗净,去蒂、瓤,切片,下沸水锅焯一下捞出控水,放在汤碗内。把墨鱼片放在黄瓜片上。将锅置火上,加入鸡汤、精盐、食醋、料酒、木耳,烧开后撇去浮沫,加入胡椒粉、鸡精,把汤汁浇到鱼片上,淋上鸡油即可。

功效:滋养肝肾、调经止带。适用于月经不调、白带过多等症。

◈ 鸡肉小白菜

用料:嫩小白菜 500 克,熟鸡脯肉 100 克,牛奶 50 克,葱、姜、精盐、鸡精、花生油、水淀粉、鸡汤各适量。

制法:把小白菜去根洗净,切成 10 厘米长的段。熟鸡脯肉切成片。葱、姜洗净后切成末。小白菜段入开水锅中焯透后捞出,码放在盘中,控干水分。炒锅置火上,注花生油烧热,爆香葱、姜,加入料酒、鸡汤和精盐,下入鸡脯肉和小白菜,用旺火炒熟,加入鸡精和牛奶,用水淀粉勾芡后装盘。

功效:温中益气、通肠健胃。适用于月经不调、便秘等症。

◈ 木耳蒸鸡块

用料:鸡腿 1 只,木耳 30 克,葱段、姜片、酱油、料酒、淀粉、胡椒粉、香油各适量。

制法：鸡腿去骨，切成块。木耳洗净泡发，沥干切片。将鸡块、干木耳放入碗内，加姜丝、酱油、料酒、淀粉、香油调拌入味。将碗内鸡肉和调料一并移入蒸锅内。蒸熟后，随即加入葱段拌匀，淋上香油即成。

功效：补精填髓、滋养脾胃、舒筋活血。适用于月经不调症状。

◼ 米酒炖鲍鱼

用料：鲍鱼150克，米酒、精盐、姜汁、香油、花生油各适量。

制法：将活鲍鱼放入清水中几天，让其吐尽泥沙后，洗净。锅置火上，放入花生油烧热，下鲍鱼煸炒几下，加入米酒、姜汁、适量清水同煮至熟，用精盐、香油调味即成。

功效：滋阴养血，清热解毒。适用于女性体虚、月经不调、白带过多等症。

◼ 芹菜炒藕片

用料：鲜芹菜、鲜藕片各120克，精盐、植物油各适量。

制法：芹菜、藕片洗净，芹菜切成段。锅置旺火上，注油烧熟，放入芹菜、藕片翻炒，调入精盐、鸡精即成。可连续服3～5日。

功效：清热，凉血，调经。适用于血实热型月经先期。

◼ 红烧茄子

用料：茄子500克，葱末、姜末、蒜头、精盐、鸡精、酱油、白糖、香油、食用油各适量。

制法：把茄子洗净，去蒂，用手撕成块状，泡入盐水中。蒜头拍开，切成粒状。锅内注油烧热，下入蒜粒、葱末、姜末爆香，倒入茄子翻炒至软熟，调入酱油、白糖、精盐，再翻炒至茄子熟透，加入鸡精、香油，用武火翻炒至汤汁浓稠，即可。

功效：清热活血、消肿止痛。适用于月经不调症状。

◈ 荠菜红烧肉

用料：猪五花肉 200 克，荠菜 200 克，姜末、葱花、精盐、白糖、酱油、料酒、植物油各适量。

制法：五花肉洗净，切成方丁，放入沸水中烫一下，捞出用清水洗净。荠菜去根及老叶，洗净备用。锅置旺火上，放入植物油，用姜末、葱花爆香，下入肉丁爆炒，加料酒、精盐、酱油，煸炒使肉入味。注入清水，放入白糖，用中火煮烧成红烧肉，放入荠菜再炖约 50 分钟即成。

功效：凉血止血，利尿降压。适用于月经出血过多症状。

3. 调养羹饮

◈ 红糖姜饮

用料：生姜 20 克，大枣 10 枚，红糖 50 克。

制法：将大枣、红糖加水煎沸 20 分钟后，放入生姜，再煎 5 分钟。代茶饮用。

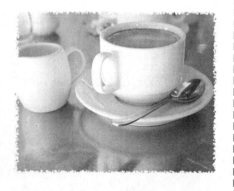

功效：温经，养血，活血。适

用于月经不调症状。

◈ 地黄煮酒

用料：生地黄 6 克, 益母草 10 克, 黄酒 200 毫升。

制法：将黄酒倒入瓷瓶 (或杯) 中, 加生地黄、益母草, 隔水蒸约 20 分钟即成。每次服 50 毫升, 每日服 2 次。

功效：活血止血。适用于血瘀所致的月经不调。

痛经患者怎样通过饮食调养

饮食原则

（1）食物以清淡为主。痛经患者在月经来潮前 3 ~ 5 天内和月经期间饮食均宜以清淡易消化的食物为主。

（2）适当吃些酸性食物。酸性食物如酸菜、食醋等, 有缓解疼痛的作用。

（3）宜多食蜂蜜、香蕉、芹菜。经期多吃此类食物, 可保持大便畅通, 防止因为便秘而诱发痛经或增加疼痛感。痛经患者也可适量饮酒来疏通经络, 扩张血管。

（4）忌食生冷类食物。寒性食物如生拌凉菜、螃蟹、田螺、蚌肉、梨、柿子、西瓜、黄瓜、荸荠、柚子、橙子等, 在月经期应尽量少吃或不吃, 否则容易造成痛经、月经不调等症状。

（5）忌食辛辣刺激性食物。如辣椒、肉桂、花椒、丁香、胡椒等, 在月经期的女性不宜食用, 否则容易加重盆腔充血、炎症, 或造成子宫肌肉过度收缩, 而使痛经加重、经血过多。

（6）忌食影响性功能的食物。如菱角、茭白、冬瓜、芥蓝、

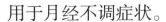

妇科病的治疗与调养

蕨菜、兔肉、木耳、大麻仁等。

辨症食饮

(1)气滞血瘀型痛经。可多吃一些具有行气活血的食物，如墨鱼、丝瓜、萝卜、芹菜、油菜、荔枝、橘子、山楂、桃仁、花生等。

(2)寒湿凝滞型痛经。可多吃一些具有祛寒除湿、温经通脉的食物，如鸡肉、羊肉、狗肉、鲤鱼、鲫鱼、韭菜、芥菜、扁豆、辣椒、生姜、大葱、荔枝、桃子、栗子等。

(3)阳虚内寒型痛经。可多吃一些具有温补脾肾、温阳散寒的食物，如羊肉、牛肉、草鱼、虾、韭菜、胡椒、八角等。

(4)湿热下注型痛经。可多吃一些具有利下、除湿热的食物，如苦瓜、苦菜、黄花菜、茄子、黄瓜、冬瓜、油菜、菠菜、绿豆、紫菜、薏苡仁(薏米)、赤小豆、苹果、梨等。

(5)气血不足型痛经。可多吃一些具有补气生血的食物，如鸡肉、海参、泥鳅、黄花鱼、奶类、蛋类、香菇、大枣、黑豆、枸杞子、桂圆、葡萄等。

(6)肝肾亏损型痛经。可多吃一些具有补肝肾作用的食物，如鸭蛋、牛筋、干贝、鲍鱼、木耳、银耳、椰子、核桃、枸杞子。

宜吃的各类食物

(1)羊肉。具有益气养血、温中暖下、补肾壮阳、补虚、御风寒的功效,适用于痛经、腰膝酸软、腹部冷痛等症。

(2)兔肉。具有补中益气、止渴健脾、凉血、解热毒、利肠功效。此外,常食兔肉还可抑制肥胖、降低胆固醇,并有美容的作用。

（3）鹌鹑肉。味甘，性平，具有补五脏、壮筋骨、益中气、清湿热的功效，对身倦乏力、肺虚久咳、水肿等有较好的食疗作用，且容易消化吸收，适宜孕产妇、老人、体弱者食用。

（4）油菜。含有丰富的钙、铁和维生素C，胡萝卜素也很丰富，有促进血液循环、散血消肿的作用。适用于痛经、闭经、孕妇产后瘀血腹痛等症。

（5）韭菜。为辛温补阳之品，能温补肝肾，散血解毒，保暖，健胃，适用于小腹寒冷所致痛经。韭菜还富含膳食纤维，具有增进胃肠道蠕动、预防习惯性便秘的作用。

（6）芹菜。味甘，性凉，有平肝清热、利湿治淋等功效，适用于眩晕头痛、目赤、血淋、小便不利等症。芹菜所含丰富的纤维，有较强的清肠作用，能将肠道内的水分和废物排出体外。

（7）豆瓣菜。营养丰富，有通经作用。在月经前食用，可以对痛经、月经过少等症起到防治作用。

（8）茴香。味辛性温，有温肝脾、暖胃、散寒、顺气、止痛等功效，适用于脾胃虚寒、痛经、肠绞痛、牙龈红肿等症。

（9）薏苡仁。性微寒，强筋骨、健脾胃、祛水肿、祛风湿、清肺热的功效，适用于湿热、脾虚腹泻、肌肉酸痛、关节疼痛等症。

（10）香蕉。有清热润肺、清脾润肠的功效，适用于热病烦渴、便秘、痔疮、高血压等症，有助于缓解因便秘诱发的痛经。

（11）桃子。有补益气血、解热生津、润肠消积、活血养颜的功效，适用于老年体虚、津伤肠燥、便秘、瘀血痛经、闭经及体内瘀血肿块等症。

（12）山楂。味甘、酸，性微温，有消食化积、散瘀、生津的功效。可主治肉积食滞、腹痛腹泻、痛经、产后恶露不尽等症。

调养方案

1. 调养粥汤

◈ 姜汁薏苡仁粥

用料：薏米 30 克，干姜 10 克，艾叶 10 克。

制法：将干姜、艾叶加水，煎取汁液。薏苡仁煮粥至八成熟，加入姜、艾叶汁同煮至熟。

功效：温经化瘀，散寒除湿。适用于寒湿凝滞型痛经。

◈ 红白粥

用料：白菜 300 克，大米 50 克，山楂 100 克。

制法：白菜洗净，切碎。山楂洗净，与白菜同入锅内，加水煮 30 分钟，捞出菜渣及山楂不用，取汁。将淘洗干净的大米与汁液同入汤锅，煮至粥成即可。

功效：益精强体、散瘀生津、缓急止痛。适用于痛经的辅助治疗。

◈ 羊肉粥

用料：鲜羊肉 250 克，大米 100 克，葱、姜、精盐各适量。

制法：羊肉洗净、切片，与大米、姜、葱、精盐同入锅，加水适量,以常法熬粥,至羊肉熟烂为度。

功效:补气,养血,止痛。适用于气血亏虚型痛经。

◉ **清蒸鹌鹑**

用料:鹌鹑4只,葱段、姜片、精盐、鸡精、料酒、胡椒粉、鸡汤各适量。

制法:鹌鹑宰杀后,去毛、内脏和脚爪,放入开水中稍烫,以去血污和腥味。将鹌鹑捞出,放入大汤碗中,加鸡汤、精盐、鸡精、料酒、葱段、姜片,上笼用旺火蒸约1小时,取出去掉葱段、姜片,撒上胡椒粉即成。

功效:补脏益中、温肾助阳、清湿热。适用于湿热下注型痛经。

◉ **乌鸡汤**

用料:雄乌骨鸡1只,陈皮3克,良姜3克,草果2只,胡椒、豆豉、葱、豆瓣酱各适量。

制法:陈皮、良姜、胡椒、苹果洗净,放入布袋封口。将乌鸡去毛及内脏,洗净后切成小块,与药袋同入砂锅炖熟,加入葱、豆豉、豆瓣酱,熬成汤即可。

功效:温中健脾,补益气血。适用于气血双亏、偏于虚寒痛经者。

2. 调养菜谱

◉ **桂姜鲢鱼**

用料:鲢鱼1条(约500克),桃仁10克,肉桂5克,干姜

8克,胡椒10粒,清汤1000毫升,精盐、鸡精、香菜各适量。

制法:鲢鱼洗净,切成丁。锅置于火上,加入鲢鱼丁、干姜、胡椒、肉桂、桃仁以及清汤,用中火煎煮至20分钟后加入适量精盐、鸡精,撒上香菜即可。

功效:温热散寒,活血。适用于气滞血瘀型痛经。

◈ **枸杞炖兔肉**

用料:兔肉250克,枸杞子20克,精盐、鸡精、料酒各适量。

制法:枸杞子洗净,兔肉切块,同放于砂锅中,加水适量,武火烧沸后改文火炖熟,加调料调味。

功效:滋养肝肾,补益气血。适用于肝肾亏虚型痛经。

◈ **锅摊韭菜**

用料:韭菜250克,鸡蛋5个,姜丝、精盐、鸡精、酱油、香油、面粉、淀粉、料酒、醋、食用油各适量。

制法:韭菜择洗干净,切成3厘米长的小段。鸡蛋打入碗中,加面粉、淀粉搅拌成糊,加入韭菜、精盐、鸡精拌匀。锅置中火上,注油烧至五成热,把碗中的韭菜糊倒入一半,改用文火,用锅铲将韭菜糊推匀成块状,煎至两面微黄时即可铲出,用此法煎好另一半韭菜糊,将韭菜饼切成小块(约20块)。净锅后注油烧热,用姜丝炝锅,加入料酒、酱油、鸡精、少许清水,烧开后放入煎好的韭菜饼,用中火收汁,加入适量的醋,淋上香油即可。

功效:温经补气,通脉散瘀。适用于寒湿凝滞型痛经。

◈ 鲜藕炖桃仁

用料：去节鲜藕 250 克，桃仁 10 克，精盐、麻油各适量。

制法：鲜藕切块，加水 500 毫升，武火烧开。加入去皮桃仁，文火炖至酥烂，下精盐，淋麻油。趁热食藕喝汤。

功效：活血止痛。适用于痛经、产后恶露不畅等症。

3. 调养羹饮

◈ 蜜汁仙桃

用料：蜜桃 750 克，白山药 250 克，白糖 200 克，蜂蜜 50 毫升。

制法：蜜桃洗净，去皮去核，分成 4 瓣，切成厚片待用。白山药蒸熟去皮，用刀剁成泥状，加入 50 克白糖拌匀。将蜜桃片撒上 50 克白糖，放入蒸笼蒸透，取出控干水分，放入盘中摆成桃形。把山药泥薄薄地涂抹在蜜桃片上，呈半立体桃形，再放入蒸笼蒸 8 分钟后取出。把剩余 100 克白糖倒入炒锅炒黄，加入清水和桃汁，用文火把汁熬浓，再加入蜂蜜调匀成糖汁，然后均匀浇在蒸好的桃上即可。

功效：补益气血、润肠消积、活血养颜。适用于瘀血痛经、便秘、闭经等症。

◈ 玫瑰花茶

用料：玫瑰花 15 克。

制法：沸水冲泡代茶。

功效：活血散瘀，理气解郁，适用于经期腹痛、胀痛。

妇科病的治疗与调养

◈ 姜枣茶

用料：生姜 3 片，大枣 5 枚。

制法：大枣去核、捣碎，与生姜一起用沸水冲泡，代茶饮用。

功效：散寒止痛。适用于痛经下腹冷痛者。

◈ 山楂红花酒

用料：山楂 30 克，红花 15 克，白酒 250 毫升。

制法：将山楂、红花放入白酒中浸泡 1 周。每次饮用 30 毫升，每日 2 次。

功效：活血化瘀。适用于经量稀少、紫黑有块、痛经等症。

闭经者怎样通过饮食调养

饮食原则

（1）加强营养。宜多食用高糖、高蛋白质、高维生素等食物。

（2）注意补血。宜多食有补血作用的食物，如蛋类、乳类、豆类及豆制品、瘦肉、新鲜绿叶蔬菜、水果等。

（3）忌暴饮暴食。暴饮暴食会损伤脾胃的功能，使气机不利、血运不行、冲任血少而导致闭经。因为脾胃是气血生化之源，脾主经血，胃主受纳，全身的血液由脾来统摄调配，所以如有闭经情况出现，应首先调节饮食，避免暴饮暴食、饥饱不均。

（4）忌肥腻甘厚。过多食用含有较高的蛋白质、胆固醇、脂肪食物，容易造成体内营养过剩、脂肪堆积，中医称为痰湿壅盛、经脉阻塞。太过肥胖就会导致经血不能正常运行而发生闭经。

（5）忌生冷酸涩之物。生冷食物包括各种冷饮、各种凉菜、寒性水果、寒性水产品等，均可导致血管收缩，血行凝滞，使经血闭而不行，从而发生闭经。

辨症食饮

（1）气滞血瘀引起的闭经者。可多食些具有行血化瘀功效的食物，如生姜、大枣、柑橘、红糖、鲜藕等。

（2）血亏虚闭经者。应多食营养价值较高而稍偏暖性的食物，如瘦肉、猪肝、羊奶、豆浆、红枣、桂圆、木耳、金针菜、红糖等。

（3）极度消瘦引起的闭经者。应消除拒食心理，改善身体的营养状况，尽量使身体恢复到正常状况。

（4）体质虚弱引起的闭经者。应多食用些具有营养滋补和补血、活血、通络作用的食物，如鸡蛋、牛奶、大枣、桂圆、核桃、羊肉等。

（5）肥胖型闭经患者。应适当限制食盐的摄入。

宜吃的各类食物

（1）鸽子肉。易于消化，具有滋补益气、祛风解毒的功效，对病后体虚、血虚闭经、头晕神疲、记忆力减退有很好的补益作用。

（2）猪肝。含铁丰富，补益气血，对生理性贫血、缺铁性贫血的人群以及体质虚弱导致闭经的女性有一定帮助。

（3）乌鸡。有补虚劳羸弱、制消渴、益产妇的功效，对虚损诸病有治疗作用。

（4）墨鱼。具有养血滋阴、益肾通气等功效,女性于经、孕、产、乳各期食用都非常有益,有益气强筋、滋肝肾、补血脉、调经血、愈崩淋、利胎等作用。

（5）冬笋。具有低脂肪、低糖、高纤维等特点。日常食用能促进肠道蠕动,帮助消化,是理想的通便减肥蔬菜。

（6）黑豆。具有健脾利水、消肿下气的功效,还可滋肾阴、制风热而活血解毒、止盗汗。常食黑豆可软化血管,调中下气。

（7）芒果。具有健脾养胃、生津止渴、利尿、止咳祛痰、止晕、止呕的功效。可主治消化不良、瘀血、闭经、少尿、眩晕症、恶心呕吐等症。

（8）桂圆。又称龙眼,有壮阳益气、补益心脾、养血安神、润肤美容等多种功效,可治疗贫血、心悸、失眠、健忘、神经衰弱及病后、产后身体虚弱等症。

（9）桃仁。性平味苦,可活血祛痰、润肠通便。常用于治疗闭经、痛经、跌仆损伤、肠燥便秘等症。

（10）核桃。具有补气养血、润燥化痰、温肺肾、益命门的功效。

调养方案

1. 调养粥汤

◆ **桂圆粥**

用料:干桂圆肉 10 克,薏苡仁 30 克,红糖适量。

制法：将干桂圆与薏苡仁同煮成粥,加红糖即可食用。

功效：健脾安神,补血生血,调经。适用于闭经的辅助治疗。

◈ **桃仁红花粥**

用料：桃仁 10～15 克,红花 6～10 克,大米 50～100 克,红糖适量。

制法：将桃仁捣烂如泥,与红花一并煎煮,去渣取汁,同大米一起煮为稀粥,加红糖调味即成。每日 1～2 次,温热服用。

功效：活血通经,祛瘀止痛。适用于气滞血瘀型闭经。注意用量不宜过大,平时大便稀薄者不宜食用。

◈ **鸽肉葱姜粥**

用料：鸽肉 150 克,猪肉末儿 50 克,大米 100 克,葱、姜、精盐、鸡精、胡椒粉、料酒、香油各适量。

制法：将鸽肉去净骨刺,切块,放入碗内,加猪肉末儿、葱、姜、料酒及精盐,拌匀备用。大米淘洗干净,下入锅中,加入约 1000 毫升清水,烧开后放进混合的肉末儿,同煮成粥,调入香油、鸡精及胡椒粉即可。

功效：滋肾补气,祛风解毒,和血悦色。适用于血虚型闭经。

◈ **墨鱼香菇冬笋粥**

用料：干墨鱼 1 只,水发香菇、冬笋各 50 克,猪瘦肉、大米各 100 克,精盐、鸡精、胡椒粉、料酒各适量。

制法：墨鱼去骨,用温水浸泡发胀,洗净,切成丝状。猪肉、香菇、冬笋也分别切成丝备用。大米淘洗干净,下锅,加入肉丝、墨鱼、香菇、冬笋、料酒、适量清水熬至熟烂,调入精盐、鸡精、胡椒粉即可。

功效:补益精气,通调月经,收敛止血,美肤驻颜。适用于闭经、白带增多等症。

◈ 红枣木瓜猪肝汤

用料:木瓜 1 个,红枣 20 枚,猪肝 50 克,精盐适量。

制法:木瓜去皮、瓤,切成薄片。红枣去核,洗净。猪肝剁碎。将木瓜、红枣、猪肝放入锅中,加清水适量,用旺火煮沸,改为文火炖煮 30 分钟,用精盐调味即成。每日 1 剂,分 2 次服用,连服 15 日。

功效:养血益血,通经活络。适用于治疗闭经。

◈ 白鸽木耳汤

用料:白鸽 1 只,木耳 50 克,精盐、鸡精各适量。

制法:将白鸽宰杀后去毛、爪、内脏,木耳用温水泡发撕成朵状备用。把白鸽、木耳一起放入炖盅,加入适量水、精盐、鸡精,炖熟即可。

功效:补肝肾,益气血。适用于肝肾不足、气血虚弱所致的闭经。

2. 调养菜谱

◈ 桃仁牛血汤

用料:桃仁 10 克,鲜牛血 (血已凝固)200 克,精盐适量。

制法：将牛血切块，与桃仁加清水适量煲汤，食时加精盐调味。

功效：破瘀行血，理血通经，美肤益颜。适用于闭经、血燥、便秘等症。

◈ **香菇炖鸽**

用料：活乳鸽1只，水发香菇50克，葱段、姜片、精盐、鸡精、料酒各适量。

制法：乳鸽宰杀后，放入热水中烫一下，去毛，去内脏，洗净，再下开水锅中烫一下捞出。将乳鸽放入煮锅中，加入香菇、葱段、姜片、料酒和适量清水，置旺火上烧开，撇去浮沫，改用文火炖约1小时，至乳鸽熟烂时加入精盐即可食用。

功效：滋补，益气，补血。适用于血虚型闭经。

◈ **甲鱼猪肉煲**

用料：甲鱼1只，猪瘦肉500克，精盐、鸡精、料酒各适量。

制法：将活甲鱼宰杀，去头、足、血，洗净，放入砂锅内，加入切成块的猪瘦肉，再加水适量。先用武火煮沸，然后用文火煨至烂熟，加入精盐、鸡精、料酒调味。分数次吃完，须连服数只甲鱼方可有效。

功效：补气益血。适用于子宫发育不良、气血不足型闭经。

◈ **乌鸡炖丝瓜**

用料：乌鸡肉150克，丝瓜100克，鸡内金15克，精盐适量。

制法：同煮至烂，服时加盐少许。

功效：健脾消食，养阴补血。适用于因体弱血虚引起的闭经、月经量少。

◈ **牛膝炖猪蹄**

用料：川牛膝 15 克，猪蹄 2 只，黄酒 80 毫升，精盐适量。

制法：猪蹄刮净去毛。剖开两边后切成数小块，与川牛膝一起放入大炖盅内，加黄酒、500 毫升清水，隔水炖至猪蹄熟烂，去川牛膝，加精盐调味即成。

功效：活血通经。适用于气滞血瘀型闭经。

◈ **黄精煨肘子**

用料：猪肘 750 克，黄精 20 克，大枣 10 个，葱段、姜丝、精盐、鸡精各适量。

制法：将黄精切成薄片，放入纱布袋扎口。大枣洗净去核。猪肘子刮洗干净，入沸水锅内焯去血水，捞出洗净。将肘子和布袋一同放入砂锅，注入适量清水，置武火上烧沸，撇去浮沫，转至文火煨至肘子熟烂，拣去布袋，放入大枣，装盘即成。

功效：益气血，强筋骨。适用于气血虚弱型闭经。

◈ **姜丝炒墨鱼**

用料：墨鱼 250 克。姜丝、精盐、植物油各适量。

制法：将墨鱼去骨，润软切薄片，炒锅中下油，先放姜丝，爆炒出味，再放墨鱼片同炒，加精盐和清水少许，盖焖至熟。

功效：补血通经。适用于血虚型经闭。

3. 调养羹饮

◈ 黑豆双红饮

用料：黑豆 50 ~ 100 克，红花 5 克，红糖 30 ~ 50 克。

制法：将黑豆、红花置于炖盅内，加清水适量，隔水炖至黑豆熟透，去红花，放入红糖调匀即可。

功效：滋补肝肾，活血行经，美容乌发。适用于血虚气滞型闭经。

◈ 木耳核桃糖

用料：木耳 100 克，核桃仁 100 克，红糖 200 克，黄酒适量。

制法：将木耳、核桃仁研末，加入红糖调匀，瓷罐装封。以黄酒调服，每次服 30 克，一日 2 次，一直服至月经来潮。

功效：补益气血。适用于气血虚弱所致的闭经症。

功能性子宫出血者怎样通过饮食调养

饮食原则

（1）多食含铁丰富的食物。如动物内脏、乌鸡、木耳、桂圆、腐竹、樱桃、海参、芝麻等。铁是构成血红蛋白的主要物质，由铁形成的血红蛋白能携带充足氧气，供应给全身细胞及组织器官，使身体各部器官保持正常运作。

（2）补充优质蛋白质。如牛奶、鸡蛋、瘦肉等，这些食物不仅含有人体所需的必需氨基酸，还含有丰富的维生素 A、维生素 B$_1$、维生素 B$_2$、维生素 B$_{12}$ 等,是治疗贫血的重要食物。

（3）多吃新鲜蔬菜和水果。如菠菜、油菜、卷心菜、番茄、胡萝卜、苹果、香蕉、橘子、山楂、大枣等。这些食物不仅含有丰富的铁和铜,还含有叶酸、维生素 C 及胡萝卜素等,对治疗贫血有较好的作用。

（4）忌肥肉、糯米饭等肥腻、黏滞不易消化的食物。

（5）经期忌食刺激性食物及调味品。如辣椒、胡椒、葱、蒜、姜、酒等,否则会增加月经量。

辨症食饮

（1）功血属实热者。饮食以清淡易消化为好,应多食绿叶菜和有止血作用的食物,如荠菜、黄花菜、莲藕、芹菜、木耳等,以及胡萝卜、番茄、百合、瓜果等富含维生素和清热安神食物。忌滋腻、温补性食物及辛辣刺激物和调味品。

（2）功血属虚者。可多食具有滋补阴血作用的食物,如山羊肉、乌鸡、桂圆、红枣、枸杞子等。

（3）虚热型功血者。宜清补,宜食甲鱼、墨鱼、鳖肉、带鱼、淡菜、鸭肉、蛋类、鱼类、瘦肉、银耳等。

（4）脾虚型功血者。宜多食固涩滋补食物,如扁豆、韭菜、山药、白木耳、黑木耳、黄花鱼、猪肚、猪腰、荔枝等。

（5）虚寒型功血者。忌食生冷瓜果、寒凉青菜、冰凉冷饮等。

宜吃的各类食物

（1）鸡肉。味甘平,微温。食用母鸡肉可治风寒湿痹、病后产后体弱身虚,单入药还可补气血、调阴阳,养阴清热,调

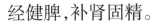

经健脾,补肾固精。

(2)蚌肉。味甘、咸,性寒,含有丰富的钙、蛋白质、脂肪、糖类、铁及维生素 A、维生素 B_1、维生素 B_2 等成分,有滋阴、养血、明目、养肝肾、清虚热等功能。

(3)木耳。有止血活血、防止血黏稠、润肺健身、通便等功效,适用于肠风下血、血痢、血淋、崩漏、痔疮出血等症。木耳含铁量极高,可防治缺铁性贫血,养血养颜。

(4)荠菜。荠菜的花与籽有止血的药用价值,可用于治疗血尿、产后子宫出血、功血等症。荠菜富含维生素 C 和胡萝卜素,有助于增强机体免疫功能。

(5)丝瓜。富含蛋白质、脂肪、糖类(碳水化合物)、钙、磷、铁及维生素 B_1、维生素 C 等,皂苷、植物黏液、木糖胶等含量也高于其他瓜类,具有清热化痰、凉血解毒、通经活络的功效。

(6)香菇。归胃、肝两经,益胃气,常用来治疗功血、脾胃虚弱、面色萎黄、形体消瘦、痔疮出血等病症。

(7)莲藕。味甘、性平,生藕性寒,熟藕性温。食用生藕,有凉血散瘀、止血、解渴、解酒、清热生津的功效;使用熟藕,可补心开胃、生肌等。

(8)玉米。玉米须有利尿、降压、促进胆汁分泌、增加血中凝血酶和加速血液凝固等作用。

(9)红枣。具有很好的补血功效,它味甘性温,主要功能有补中益气、养血安神,可治疗脾胃气虚、血虚萎黄、血虚失眠多梦等症。

(10)乌梅。味酸性平,有敛肺、涩肠、生津、安蛔等功效,内服乌梅可以止血、治崩漏下血,外敷有治疗疮毒、胬肉外突的作用。

（11）荷花。有活血止血、去湿消风、清心凉血、解热解毒的功效；荷叶可以清暑利湿、升阳止血。

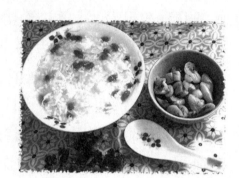

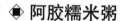 **调养方案**

1. 调养汤粥

◈ **黄芪粥**

用料：黄芪 30 克，大米 100 克。

制法：黄芪洗净，煎煮，去渣取汁，与大米一同煮粥。空腹食用。

功效：补虚益气，固摄冲任。适用于气虚型功血。

◈ **阿胶糯米粥**

用料：阿胶 20 ~ 30 克，糯米 100 克，红糖 15 克。

制法：糯米洗净，入锅加清水煮成粥，再加入捣碎的阿胶粒，边煮边搅均匀，加红糖服食。连服 3 ~ 4 日。

功效：滋阴补虚，养血止血。适用于阴虚血少型功血。

◈ **木耳大枣粥**

用料：木耳 5 克，大枣 5 枚，大米 100 克，冰糖适量。

制法：木耳放至温水中浸泡，待发后择去蒂，除去杂质，撕碎。把淘洗净的大米、大枣与木耳一同放入锅中，加适量清水，先以武火煮沸，再改用文火煮烂成粥，加入冰糖溶化即成。

功效:滋阴润肺,补脾和胃。适用于脾虚型无排卵功血。

◈ 荠菜汤

用料:荠菜 150 克,精盐、香油各适量。

制法:荠菜洗净切段。清水 300 毫升,烧开后下入荠菜,煮熟,加精盐,淋入香油即成。连服 3 ~ 5 天。

功效:清热,凉血,止血。适用于功血、产后子宫出血等症。

◈ 乌鸡丝瓜汤

用料:乌鸡半只,丝瓜 1 条,姜、精盐、料酒各适量。

制法:乌鸡洗净后去内脏,一分为二,切块。丝瓜洗净切块。两者加水共煮,入姜、料酒,武火煮沸后,文火慢煲至熟烂,加入精盐调味即可。宜常服。

功效:补益气血。适用于体虚血弱型无排卵功血。

2. 调养菜谱

◈ 玉米须炖瘦肉

用料:玉米须 30 克,猪瘦肉 120 克,精盐、鸡精各适量。

制法:将瘦肉切块,与玉米须一起放入陶罐内,加水 500 毫升,上蒸笼加盖清蒸至肉熟,加精盐、鸡精,趁热服用。

功效:凉血止血、滋阴润肺、补血。适用于血热型功血。

◈ 饴糖鸡

用料:母鸡 1 只,饴糖 100 克,生地黄 30 克,姜、葱、精盐

妇科病的治疗与调养

各适量。

制法：将母鸡去毛后除内脏,洗净。把生地黄、姜、葱、精盐放入鸡腹,再灌入饴糖,缝合切口,鸡脯朝上放入锅内,加水适量。将锅置武火上烧沸,后转至文火炖熬至肉熟即成。

功效：养阴清热,调经止血。适用于阴虚内热型功血。

◈ 香菇蒸蚌肉

用料：香菇20个,蚌3个,葱2根,生姜15克,精盐、米酒、淀粉各适量。

制法：香菇剪去蒂,清水浸泡发大,洗净,切丝。鲜蚌洗净,取肉。生姜去皮,洗净,榨汁。葱去须,洗净。用生姜汁、食盐、淀粉、米酒拌蚌肉后,加入香菇丝、葱粒,文火隔水蒸熟即可。宜常服。

功效：滋阴清热,调经止血。适用于阴虚内热型功血。

◈ 鸭心荠菜

用料：鸭心150克,荠菜150克,葱花、蒜末、精盐、鸡精、料酒、酱油、色拉油各适量。

制法：鸭心洗净,切成片。荠菜洗净,切成小段,在开水中焯一下,捞出放入盘中。将锅置火上,倒入色拉油,烧热,下入葱花、蒜末炒出香味,加入鸭心片,烹入料酒、酱油炒熟,再放入荠菜、鸡精稍炒即成。

功效：凉血止血,清热利尿。适用于血热型功血。

◈ 双菇菠菜

用料：菠菜300克,水发香菇50克,鲜蘑菇50克,精盐、鸡精、白糖、料酒、植物油各适量。

制法：菠菜择洗干净，从中间拦腰切成两段，再把根部纵向剖开。把香菇、蘑菇洗净，切成均匀的片状。锅置旺火上，注油烧至七成热，把菠菜根、香菇和蘑菇入锅略炒，加入菠菜叶，放入精盐、白糖、鸡精，快速煸炒至断生，淋入料酒，出锅装盘即可。

功效：养血补气，开胃助食。适用于功血、食欲不振、贫血等症。

◈ **木耳卷心菜**

用料：卷心菜150克，水发木耳25克，精盐、鸡精、酱油、醋、白糖、香油、水淀粉、花生油各适量。

制法：木耳洗净去掉杂质后，挤干水分，撕成小片。卷心菜洗净去掉老叶后撕成小片，控干水分。锅内注油，烧至七成热，放入木耳、卷心菜煸炒，加入酱油、精盐、鸡精、白糖，待烧开，加入水淀粉勾芡，加入醋、淋上香油后出锅装盘。

功效：凉血止血，润肺益胃。适用于功血的辅助治疗。

◈ **糖醋煮豆腐**

用料：豆腐250克，陈醋120克，红糖适量。

制法：豆腐切碎，将红糖用陈醋溶化后与豆腐同炖，文火炖30分钟即成。每日2次，饭前服用，且忌辛辣刺激性食物。

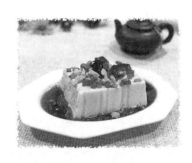

功效：活血止血。适用于治疗功血。

妇科病的治疗与调养

3. 调养羹饮

◈ **红枣莲藕羹**

用料：红枣 10 枚,鲜莲藕半节,大米 200 克,红糖适量。

制法：将鲜莲藕洗净后去皮,切粒。红枣去核。大米淘洗干净。砂锅中放入适量清水,投入红枣、大米、莲藕粒,先以武火煮沸,然后以文火熬煮,一直到米稠枣软,加红糖调味即可。宜常食。

功效：养血调经。适用于青春期无排卵功血。

◈ **荔枝干炖莲子**

用料：荔枝干 20 粒,莲子 60 克。

制法：将荔枝干去壳、核,把莲子去芯,洗净后放在陶瓷罐内加水 500 毫升,上蒸笼用中火蒸熟即可服用。

功效：补血健脾,补健固涩。适用于脾虚型功血。

◈ **冰糖莲子羹**

用料：莲子 500 克,冰糖 300 克。

制法：将莲子洗净,放至蒸碗内,倒入过滤的冰糖汁,上笼用武火蒸 10 分钟即可。宜常服。

功效：补脾养血,调经。适用于脾虚型无排卵功血。

◈ **乌梅红糖饮**

用料：乌梅 9 克,红糖适量。

制法：将乌梅、红糖洗净,加清水 2000 毫升,煎至 500 毫升,去渣饮用。每日 2 次,温热饮服。

功效:收敛,止血。适用于各型无排卵功血。

◈ **荷花茶**

用料:干荷花 10 克,绿茶 3 克。

制法:将荷花、绿茶用滚开水 300 毫升浸泡 15 分钟即可,代茶饮。

功效:清热解毒,凉血止血。适用于血热型功血。

盆腔炎患者怎样通过饮食调养

饮食原则

(1)补充营养,多吃高蛋白质食物。如黄豆、花生、豆腐、豆浆、面筋、动物肝脏、鱼类、核桃等。

(2)多食清淡易消化食物。如赤小豆、绿豆、冬瓜、扁豆、马齿苋等。

(3)多食具有活血理气散结功效食物。如山楂、桃仁、橘核、橘皮、玫瑰花、金橘等。

(4)急性盆腔炎应多饮水,给予半流质饮食,如米汤、藕粉、葡萄汁、苹果汁、酸梅汤等。

(5)忌食辛辣刺激性食物。如酒、浓茶、咖啡、辣椒等,否则会刺激炎症病灶,促使局部充血,加重病情。宜选用清淡饮食。

辨症食饮

（1）湿热瘀毒型盆腔炎。宜食清热利湿、解毒化瘀的食物。忌食温补食物，如羊肉、鹅肉、桂圆、红参等，否则会出现带下黄稠、口苦、身热等现象。

（2）气滞血瘀型盆腔炎。宜食活血化瘀、行气止痛的食物。忌食生冷食物，如冷饮、寒性瓜果、凉拌菜等，否则会加重瘀滞，导致病痛不止。

宜吃的各类食物

（1）青鱼。味甘，性平，具有滋阴生津、养肝明目、醒脾化湿、利水消肿的功效，适用于湿痹、烦闷、痢疾、目赤肿痛、恶疮等症。

（2）草鱼。味甘，性温，有平肝祛风、解毒清热、暖胃和脾、清肝明目的功效，适用于痹症、虚劳、头痛、喉痹、高血压、目赤等症。

（3）萝卜。萝卜中的芥子油和精纤维可促进胃肠蠕动，有助体内废物的排出。萝卜是一味中药，其味辛、甘，性凉，可消积滞、化痰清热、下气宽中、解毒。

（4）荠菜。有清热解毒、利水消肿、凉血止血的功效，适用于痢疾、淋病、子宫癌和外阴白斑等症。

（5）空心菜。空心菜性凉，菜汁对金黄色葡萄球菌、链球菌等有抑制作用，可预防感染。

（6）苦菜。味苦，性寒，有清热解毒、破瘀活血、排脓等功效。常用于盆腔炎、阑尾炎、腹腔脓肿、肠炎、肺结核等症，外用治跌打损伤、疮疖肿痛、阴囊湿疹、黄水疮。

（7）丝瓜。丝瓜所含各类营养在瓜类食物中较高，其中的皂苷类物质、丝瓜苦味质、黏液质、木胶、瓜氨酸、木聚糖和干扰素等特殊物质具有抗病毒、抗过敏等特殊作用。

（8）豆腐。具有益气和中、生津润燥、清热解毒的功效。对炎症、赤眼、口渴有一定的辅助疗效,还可解硫磺、酒精毒。

（9）赤小豆。具有清热祛湿、利尿排肿、消肿之功效,能解酒、解毒。

（10）枸杞子。性平,味甘,有补肾益精、养肝明目、补血安神的功效,适用于治疗肝肾阴亏、腰膝酸软、头晕目眩、目昏多泪、虚劳咳嗽、遗精等症。

（11）核桃。性温、味甘、无毒,归脾、肾经。有补脾祛湿,益肾固精,涩能收敛等功效。常用于治疗肾虚腰痛、脚软、虚寒喘咳、大便燥结等症。

（12）蒲公英。味甘、微苦,可清热解毒、消肿散结。对上呼吸道感染、盆腔炎、乳腺炎、乳痈肿痛、泌尿系感染等症有治疗作用。

调养方案

1. 调养粥汤

◈ 核桃莲子粥

用料:核桃仁 20 克,芡实、莲子各 18 克,大米 60 克。

制法:大米洗净,加适量清水,与其他配料一并放入锅中,煮熟成粥即可。

功效:补中益气、养心安神。适用于盆腔炎白带量多者。

◈ **槐花瓜仁粥**

用料：槐花9克，薏苡仁30克，冬瓜子仁20克，大米60克。

制法：先把槐花、冬瓜子仁加水煎汤，去渣后再放入薏苡仁、大米同煮成粥。

功效：健脾补肾。适用于盆腔炎患者的补养。

◈ **苦菜萝卜汤**

用料：苦菜100克，青萝卜200克，金银花20克，蒲公英25克。

制法：将苦菜、金银花、蒲公英洗净，萝卜洗净、切片。把这四味共煎煮，然后将苦菜、金银花、蒲公英拣出，吃萝卜喝汤。

功效：清热解毒。适用于湿热瘀毒型盆腔炎。

◈ **丝瓜豆腐瘦肉汤**

用料：丝瓜250克，猪瘦肉60克，嫩豆腐2块，葱花、精盐、白糖、淀粉、香油各适量。

制法：猪瘦肉切成薄片，加精盐、白糖、淀粉拌匀。将丝瓜去皮，切成厚片。豆腐切块。锅内加适量清水，用旺火煮沸，下入豆腐煮沸后，再放入肉片、丝瓜稍煮，至肉片、丝瓜熟后，加葱花、香油调味即成。

2. 调养菜谱

◈ **桃仁饼**

用料：桃仁20克，面粉200克，麻油30克。

妇科病的治疗与调养

制法：桃仁研成极细粉，与面粉充分拌匀，加沸水100毫升揉透后冷却，擀成长方形薄皮子，涂上麻油，卷成圆筒形，用刀切成剂子，擀成圆饼，在平底锅上烤熟即可。

功效：理气活血，散瘀止痛。适用于属气滞血瘀型盆腔炎。

◈ 菊花草鱼

用料：草鱼500克（约1条），白菊花20克，冬笋、火腿、菜心、葱段、姜丝、精盐、鸡精、料酒、植物油各适量。

制法：草鱼收拾干净，鱼身两面划上直刀纹，入沸水烫一下去掉血污，捞起控水。将冬笋洗净，切成片。火腿切成片。菜心洗净。将控干水分的草鱼放入汤碗中，加入白菊花（一半）、葱段、姜片、精盐、料酒、少许清水，上笼蒸约15分钟。鱼取出，去掉葱姜、白菊花，把汤汁倒入锅中烧沸，加入笋片、火腿片、菜心，烧开后撒入鸡精，把汤汁浇到鱼身上，撒上另一半白菊花即可。

功效：补气益神，解毒清热。适用于盆腔炎的辅助治疗。

◈ 豆豉青鱼

用料：青鱼750克，四川豆豉50克，葱丝、姜丝、精盐、鸡精、酱油、白糖、胡椒粉、食醋、辣椒油、水淀粉、料酒、植物油各适量。

制法：青鱼收拾干净，在鱼身两面划上直刀纹，抹上酱油。炒锅置火上，注油烧热，将青鱼两面煎黄后捞出。原锅留余油，投入葱、姜、豆豉煸炒，出香味后，烹入料酒，加入精盐、白糖、鸡精、胡椒粉和500毫升清水，煮开后下入青鱼，约

妇科病的治疗与调养

炖25分钟。待汤汁变稠时,用水淀粉勾芡,加入食醋、辣椒油即可。

功效:滋阴生津,醒脾和胃,润肺止咳,化湿利水。适用于湿热型盆腔炎。

◈ **滑熘鱼片**

用料:青鱼肉300克,冬笋50克,水发香菇25克,鸡蛋一个(用蛋清),葱花、香菜、精盐、鸡精、白糖、料酒、鲜汤、水淀粉、熟猪油各适量。

制法:将鱼肉切成薄片,盛入碗内,加入蛋清、精盐、水淀粉拌匀备用。香菇、冬笋分别洗净切片待用。炒锅上火,倒入熟猪油烧至六成热时,逐一将鱼片轻放锅中,炸至八成熟时,捞起沥油。将冬笋、香菇下入锅中,稍炸片刻后捞起待用。锅内留少许底油,放入葱花,爆香后放入炸好的冬笋、香菇煸炒几下,再将鱼片下入锅中,加入精盐、白糖、料酒、鲜汤,煮开后加入鸡精,用水淀粉勾芡,撒入葱花,翻炒均匀即可盛盘。

功效:补气养胃,祛风除烦。适用于盆腔炎的辅助治疗。

◈ **荠菜炒鸡蛋**

用料:鸡蛋4个,鲜嫩荠菜300克,葱、精盐、花生油各适量。

制法:荠菜择去根和老叶,洗净,切成小段。葱洗净,切成末。鸡蛋打入碗内,放入精盐、葱末、荠菜段,打散搅匀成蛋糊。将锅置火上,放入花生油,烧热后倒入鸡蛋糊,摊匀成饼,用文火煎至两面金黄,盛盘即成。

功效:清热利尿,凉血止血。适用于盆腔炎的辅助治疗。

◈ **阿胶烫鸽蛋**

用料：鸽蛋 5 个,阿胶 30 克。

制法：将阿胶置碗中,加入适量清水,置于无烟火上烤化,趁热入鸽蛋和匀即成。早晚分 2 次食用,可连续服用至病愈。

功效：健脾补肾,解毒祛湿。适用于盆腔炎白带量多、色黄黏稠腥臭者。

◈ **白果豆腐**

用料：豆腐 400 克,白果 12 粒,鸡蛋 1 个,鲜汤、精盐、鸡精、淀粉各适量。

制法：把豆腐去硬皮,捣成泥,加鸡蛋液、精盐、鸡精、淀粉,拌成馅。拿 2 个小杯子,杯中涂植物油,放入豆腐馅,把白果插在中间,蒸 10 分钟。炒锅放油烧热,加鲜汤、鸡精、精盐,用水淀粉勾芡,浇在豆腐上。

功效：清热解毒、固精止带。适用于慢性盆腔炎、月经不调、白带过多、更年期综合征。

◈ **粉蒸萝卜**

用料：萝卜 500 克,大米 100 克,葱花、姜末、精盐、鸡精、香油、豆瓣酱、酱油、花椒面各适量。

制法：萝卜洗净,切成粗丝,加入精盐拌匀,5 分钟后挤干水分。大米用微火炒黄后晾凉,压碎成米粉粒。豆瓣酱剁碎。萝卜丝放在盆中,加入米粉掺和均匀,加入酱油、豆瓣酱、鸡精、姜末拌匀,装盘蒸熟,淋入香油,撒上花椒面和葱花即可。

功效：解毒散瘀，利尿消食。适用于盆腔炎的辅助治疗。

◈ **蒜蓉空心菜**

用料：空心菜 300 克，红辣椒 1 个，蒜蓉、精盐、鸡精、色拉油各适量。

制法：空心菜择洗干净，用手掐成段。红辣椒洗净，去蒂、籽，斜切成片。锅内注油烧热，放入蒜蓉爆香，加入空心菜、红辣椒、精盐煸炒至断生，加入鸡精炒匀后出锅装盘即可。

功效：清热解毒，凉血止血。适用于盆腔炎的辅助治疗。

◈ **核桃仁炒丝瓜**

用料：丝瓜 300 克，鲜核桃仁 100 克，植物油 500 毫升，高汤 120 毫升，精盐、鸡精、料酒、水淀粉、鸡油各适量。

制法：丝瓜刮去外皮后洗净，切成滚刀块。锅置旺火上，注油烧至六成热，把丝瓜下到锅里略炸后下入核桃仁滑透，捞出丝瓜、桃仁倒入漏勺中，沥油。往锅里加入高汤、精盐、鸡精、料酒，放入丝瓜、核桃仁，用旺火烧沸，调好口味，用水淀粉勾芡，淋入鸡油，出锅装盘即可。

功效：清热解毒，凉血利尿。适用于盆腔炎的辅助治疗。

3. 调养羹饮

◈ **荔枝核蜜饮**

用料：荔枝核 30 克，蜂蜜 20 克。

制法：荔枝核敲碎后放入砂锅，加水浸泡片刻，煎煮 30 分钟，去渣取汁，趁温热调入蜂蜜，搅拌均匀即可。早晚 2 次分服。

功效：理气利湿，止痛。适用于各类慢性盆腔炎。

◈ **青皮红花茶**

用料：青皮10克，红花10克。

制法：青皮晾干后切成丝，与红花同入砂锅，加水浸泡30分钟，煎煮30分钟，用洁净纱布过滤，去渣，取汁即成。可代茶饮。

功效：理气活血。适用于气滞血瘀型盆腔炎。

阴道炎患者怎样通过饮食调养

饮食原则

（1）注意饮食的营养。多吃富含维生素、无机盐、纤维的食物，可以增强身体免疫能力，减少感染机会。此类食物包括番茄、豆芽菜、卷心菜、油菜、柑橘、荔枝、桂圆、大枣等，其他富含B族维生素食物包括小麦、高粱、蜂蜜、豆腐、鸡肉、韭菜、牛奶等。

（2）治疗期间应多饮水，多食蔬菜，注意保持饮食的清淡。可以进食一些清淡、稀软且有营养的食物，如选用大米、糯米、山药、扁豆、莲子、薏苡仁、百合、红枣、桂圆、栗子、黑芝麻、黑大豆、蚌肉、核桃仁、动物肝脏、牛奶等。

（3）选食具有一定抗菌作用的食物。如马齿苋、鱼腥草、马兰头、菊花脑等。

（4）忌甜食与油腻食物。甜食和油腻食物有助湿作用，阴道炎患者食用后会增加白带的分泌，影响治疗效果。油腻食物包括猪油、奶油、牛油、肥猪肉、羊脂、鸡蛋黄、鸭蛋黄等，高糖食物如巧克力、糖果、甜点心等。

（5）忌食海鲜发物。以免助长湿热，使外阴瘙痒加重，不利于炎症的消退。属于海鲜发物的食物包括海虾、河虾、带鱼、螃蟹、桂鱼、黄鳝、蛏子、牡蛎、鲍鱼等水产品。

（6）忌食辛辣、热性食物。以免出现阴痒痛等症状，或使病症加重。辛辣食物包括辣椒、胡椒、茴香、花椒、八角、洋葱等，忌食的热性食物包括牛肉、羊肉、狗肉和各种炒货如瓜子、炒花生等，以免助热上火，加重阴道炎症。

（7）忌烟酒。如有吸烟饮酒习惯的女性，在治疗期间应忌烟酒。烟草中的尼古丁可使动脉血与氧的结合力减弱，影响治疗效果。酒有助长湿热的作用，会加重炎症充血。

宜吃的各类食物

（1）猪肾。又称猪腰子。味咸性凉，归肾经。能理肾气、通膀胱、消积滞、止消渴，对肾虚腰痛、赤白带、崩中漏下有治疗作用。

（2）鲤鱼。性平，味甘，具有健脾益气、利水消肿、补肝明目、化痰止咳、通乳安胎等功效，适用于湿痹、痈肿、淋症、脚气水肿、产后虚弱、产后乳少等症。

（3）韭菜。含有挥发性精油及含硫化合物，具有促进食欲和降低血脂的作用。所含硫化合物还具有一定杀菌消炎的作用，对阴道炎有一定效果。

（4）淡菜。又名珠菜、壳菜，富含蛋白质、碘、B族维生素、锌、铁、钙、磷等。其味咸性温，有温肾固精的功效，对腹内冷痛、结块、崩中带下有治疗作用。

（5）芹菜。味甘、辛，性凉，无毒，归肺、胃、肝经。具有清热除烦、利水消肿、凉血止血之功效。主治暴热烦渴、黄疸、水肿，对女性月经不调、赤白带下、小便热涩不利等病症有治疗作用。

（6）山药。不寒不燥，味甘质润，脾阳亏或胃阴虚者，皆可食用。可治疗肺肾虚损的消渴、遗精、带下等病症，常与芡实、白术、茯苓等同用，治疗女性白带等症。

（7）莲子。性平，味甘、涩。有补脾止泻、益肾涩精、养心安神等作用。常用于治疗脾虚久泻、遗精带下、心悸失眠等症。

（8）扁豆。性微温，味甘，具有健脾化湿、和中消暑的功能。常用于治疗脾胃虚弱、食欲不振、白带过多、暑湿吐泻、胸闷腹胀等症。

（9）赤小豆。性平、无毒，味甘、酸，归心、小肠、肾、膀胱经。具有除热毒、散恶血的功效。但阴虚而无湿热者，或小便清长者不宜食用。

（10）绿豆。绿豆中的某些成分直接有抑菌作用，还可抗过敏、抗肿瘤、保肝护肾，具有理想的清热解毒功效。

（11）马齿苋。具有泻热解毒、散血消肿、除湿止痢、利尿润肺、止渴生津等功效。常用于治疗女性赤白带下、子宫出血、痈疮肿毒、痔疮出血、乳疮等症。

妇
科
病
的
治
疗
与
调
养

调养方案

1. 调养汤粥

◈ **栗子粥**

　　用料：栗子 100 克，大米 100 克。

　　制法：将栗子剥皮，洗净，与大米共煮成粥。

　　功效：健脾和胃。适用于阴道炎的辅助治疗。

◈ **山药乌鸡粥**

　　用料：山药、乌鸡膏各 30 克，大米 100 克，姜、精盐各适量。

　　制法：将山药与大米加水煮粥，粥熟后加入乌鸡膏、姜、精盐，煮熟即可。空腹温热食用。

　　功效：补肾养阴，退热止带。适用于脾肾虚弱、赤白带下等症。

◈ **山药汤圆**

　　用料：糯米粉 250 克，豆沙泥 50 克，人参 3 克，茯苓 10 克，山药 10 克，砂糖、猪油各适量。

　　制法：先将人参、茯苓、山药分别晒干或烘干，粉碎成细粉，与豆沙泥、砂糖、猪油混合后拌匀，制作成馅泥，备用。将糯米粉用开水搅拌揉软，做成糯米粉团，并将备用的馅泥包裹在里面，做成汤圆。按需用量投入沸水锅中，煮熟即成。每日 2 次，每次 10 个汤圆。

　　功效：健脾益气，利湿止带。适用于脾虚型老年性阴道炎。

◈ 薏苡仁绿豆汤

用料：薏苡仁 30 克,绿豆 30 克,白糖适量。

制法：将薏苡仁与绿豆洗净放锅中加水同煮,至绿豆烂时加少许白糖调服。每日 1 次,分 2 次服完。

功效：清热解毒。适用于湿热型阴道炎。

◈ 鲤鱼赤豆汤

用料：鲤鱼 1 条,赤小豆 60 克,精盐、鸡精、料酒各适量。

制法：鲤鱼去头、尾及骨头,取肉与赤小豆共煮至豆烂,加入精盐、鸡精、料酒调味即可。

功效：清热利湿。适用于白带多、湿热有毒者。

2. 调养菜谱

◈ 苦瓜焖炒鸡翅

用料：苦瓜 250 克,鸡翅 4 个,豆豉 30 克,蒜末、精盐、姜汁、料酒、白糖、淀粉、植物油各适量。

制法：苦瓜去籽洗净,切段。鸡翅剁块后置碗中,淋入姜汁、料酒,加适量白糖、精盐、淀粉拌匀。锅置火上,注油烧热,下蒜末、豆豉炒香,放入鸡翅、苦瓜条、葱段翻炒,加入半碗清水,文火焖 30 分钟,出锅即可。

功效：清热利湿,益气补虚。适用于湿热型老年性阴道炎。

◈ 木耳炒猪腰

用料：猪腰350克，水发木耳100克，葱末、姜末、蒜蓉、酱油、醋、料酒、胡椒粉、水淀粉、食用油各适量。

制法：猪腰一剖两半，撕去外皮，剔除腰臊，洗净，用刀切成麦穗状的小块，放入盐水中泡去臊味，捞出控干水分，用水淀粉拌匀。水发木耳择洗干净，撕成小朵。锅置旺火上，注油烧至八成热时，下入腰花略炸后捞出沥油。锅留余油烧热，下入葱末、姜末、蒜蓉爆香，放入腰花、木耳，煸炒，加入料酒、酱油和醋炒匀，用水淀粉勾芡，撒入少量胡椒粉炒匀，即可出锅。

功效：温中，利尿。适用于阴道炎的辅助治疗。

◈ 冬瓜炖鲤鱼

用料：鲤鱼500克，冬瓜400克，葱段、姜片、精盐、鸡精、胡椒粉、料酒、香油、花生油各适量。

制法：鲤鱼洗干净后晾干。将冬瓜去皮、籽，洗净后切成厚片。锅内倒入花生油，烧至六成热时，下入鲤鱼，煎至鱼身呈金黄色，加入葱段、姜片、适量水、冬瓜、精盐、料酒，炖熟后拣出葱姜，加入鸡精、胡椒粉，浇上香油即可。

功效：益气补虚，健脾利水。适用于阴道炎的辅助治疗。

◈ 豆腐烧扁豆

用料：豆腐500克，扁豆200克，葱花、姜末、精盐、鸡精、水淀粉、香油、黄豆芽汤各适量。

制法：扁豆摘去老筋，洗净后切片，放在开水锅里焯透捞出，投入凉水里过凉，控干水分。豆腐洗净，切成小块。锅内注香油烧热,下豆腐块煎至两面呈金黄色时出锅。锅内留少量底油,下葱花、姜末爆香,放入黄豆芽汤、精盐、豆腐块、扁豆片一起烧至入味,加入鸡精,用水淀粉勾芡,淋入香油,出锅即成。

功效:健脾、化湿、止泻。适用于阴道炎的辅助治疗。

◈ 素炒芹菜

用料:芹菜 500 克,葱末、精盐、花椒、酱油、植物油各适量。

制法:芹菜去根、叶,洗净后切成 3 厘米长的段。锅置火上,注油烧热,投入花椒爆香后将花椒拣出,加入葱末炝锅,下入芹菜段翻炒,加入酱油、精盐炒拌均匀即可。

功效:祛风利湿,清热利尿。适用于阴道炎的辅助治疗。

◈ 芹菜炒藕片

用料:嫩芹菜、鲜藕各 250 克,姜丝、精盐、鸡精、花生油各适量。

制法:芹菜择洗干净后斜切成段。藕去皮洗净后切成薄片。锅置旺火上,注油烧热,下入姜丝爆锅,将芹菜、藕片入锅快速翻炒几下,加入精盐、鸡精炒匀即可。

功效:滋阴清热,润肠通便。适用于阴道炎的辅助治疗。

◈ 木耳炒山药

用料:山药 300 克,水发木耳 50 克,葱、精盐、鸡精、酱油、醋、花生油适量。

制法:山药去皮洗净后切片。木耳择洗干净后切小片。

妇科病的治疗与调养

锅内注油烧热，下入葱片爆锅，把山药片和木耳入锅翻炒，加入精盐、醋、酱油、鸡精炒匀即可。

功效：祛寒散热，补中益气。适用于阴道炎的辅助治疗。

◈ **凉拌马齿苋**

用料：鲜马齿苋 500 克，精盐、酱油、醋、香油各适量。

制法：将马齿苋去根、茎，洗净，入开水锅里焯透捞出，用清水反复洗净黏液，切成段，放入盘中，加入精盐、酱油、醋和香油，拌匀即可。

功效：清热解毒，除湿。适用于阴道炎赤白带下者。

◈ **淡菜煲芹菜**

用料：淡菜 15 克，鲜芹菜 60 克，精盐、鸡精、料酒各适量。

制法：将淡菜加少量水先煮熟，然后加入芹菜共煮，煮熟时加入精盐、鸡精、料酒调味即可。

功效：养阴平肝，清热利水。适用于阴道炎的辅助治疗。

3. 调养羹饮

◈ **三味蜂蜜茶**

用料：五月艾（根茎）45 克，凤尾草 15 克，白茅根 15 克，蜂蜜 10 毫升。

制法：将除蜂蜜的三样用料共研制成粗末，加水煎取药汁，加入蜂蜜即成。每日 1 剂，代茶于饭前分 2 次饮服。

功效：清热利湿，凉血解毒。适用于湿热型阴道炎。

◆ **薏苡仁山药莲子羹**

用料：薏苡仁 50 克，山药 30 克，莲子 30 克，藕粉 20 克。

制法：将薏苡仁、山药、莲子洗净，同入锅中，加适量清水武火煮沸，改用文火煎煮至薏苡仁、莲子熟烂，趁热调入藕粉，搅匀即成。上、下午分服。

功效：健脾益气，利湿止带。适用于脾虚型老年性阴道炎。

◆ **石斛玉米须茶**

用料：石斛 10 克，芦根 15 克，玉米须 20 克。

制法：将石斛、芦根、玉米须加水煎煮，代茶饮。

功效：养阴，清热，利尿。适用于湿热型阴道炎。

卵巢病患者怎样通过饮食调养

饮食原则

（1）多摄取 β–胡萝卜素。食用如胡萝卜、橙类的水果以及红薯、哈密瓜、南瓜、番茄等"有色"蔬果，可显著减少卵巢癌的发病率。

（2）宜选用对卵巢功能有益的食物。如鲍鱼、鸽蛋、乌贼、章鱼、鹌鹑、乌骨鸡、海参、鱼翅、燕窝等。

（3）多摄取高钙食物。如虾皮、海米、牛奶、海带、豆制品、桑椹等。有研究指出，如果女性每日摄取高钙食物，会比摄取钙质不足的人降低 46% 的卵巢癌的发生率。

（4）多摄取活性乳酸菌，同时多摄取谷类，谷类的特殊纤维可以提供乳酸菌活跃的能力。可以尝试短时间的禁食，以乳酸菌帮助体内排除无用的化学物质，增加自身免疫力，有助于平衡体内激素。

（5）卵巢手术后可多服养身调经、滋补肝肾之品，如石榴、罗汉果、桂圆、桑椹、黑芝麻、黑木耳、绿豆、鲫鱼、鲤鱼等。

（6）治疗期间应忌烟、酒及刺激性食物，以及肥腻、油煎、霉变、腌制的食物；忌食羊肉、狗肉、韭菜、胡椒等温热性食物。

宜吃的各类食物

（1）海参。有生血、养血、补血作用和有效的防癌、抗癌、抑制肿瘤细胞的生长与转移的功能，对卵巢癌、子宫癌、乳腺癌的治疗与术后恢复有显著作用。

（2）乌贼。味咸、微温，无毒，具有收敛止血的功效，可在卵巢出血或卵巢手术后食用，有一定的补益作用。

（3）山药。具有补益脾胃、益肺滋肾的功能，可治疗脾胃虚弱、肾气亏耗、腰膝酸软等症。

（4）香菇。性平。补脾胃、益气，对卵巢癌、子宫颈癌、胃癌有预防作用。

（5）木耳。具有补气血、止血的功效，常用于气虚血亏、崩漏等症，可在卵巢手术后食用，有一定的补养作用。

（6）红枣。味甘、性温，归脾、胃经，有补中益气、养血安神、缓和药性、治虚劳损的功能，尤其在术后调养期间的饮食中加入红枣，有养生保健功效。

（7）山楂。具有消积化滞、收敛止痢、活血化瘀等功效，卵巢囊肿伴有腹胀、腹痛的患者应多食用山楂。

（8）葵花。具有清湿热、消滞气的功效。葵花花盘可凉血止血,对功能性子宫出血、卵巢出血有治疗作用。

（9）白果。具有清毒除湿、收涩止带的功能,有卵巢病症的患者无论偏寒、偏热都可食用,可治疗下元虚衰、赤白带下、小便白浊等症,术后调养期间应多服用。

（10）核桃。性温、味甘、无毒,有补血养气、补肾填精功效,可治疗肾虚腰痛

调养方案

1. 调养粥汤

◈ **山楂红糖粥**

用料：山楂 5 枚,大米 100 克,红糖适量。

制法：山楂冲洗干净,去核打碎。大米淘洗干净。取锅放入清水、山楂、大米,先用旺火煮沸,再改用文火煮至粥熟,加入红糖调味即成。

功效：活血散瘀,消食开胃。适用于卵巢疾病的辅助治疗。

2. 调养菜谱

◈ **山药核桃蒸母鸡**

用料：净母鸡 1 只（重约 1500 克）,山药 40 克,核桃仁 30 克,火腿片 25 克,香菇 25 克,鲜笋 25 克,鲜汤 1000 毫升,精盐、料酒各适量。

妇科病的治疗与调养

制法：山药除去皮，纵切成长约 10 厘米的薄片。核桃仁洗净。净母鸡去爪，剖开背脊，抽去头颈骨(留皮)，下沸水锅焯透捞出，用清水洗净血沫。将鸡腹向下放在汤碗内，加入料酒、精盐、鲜汤，在鸡面摆上山药、核桃仁、香菇、笋片、火腿片，上笼蒸 2 小时左右，待母鸡酥烂时取出即成。

功效：补气健脾，活血化瘀。适用于气虚血瘀型卵巢囊肿、子宫肌瘤。

◈ **白果鲜贝**

用料：鲜干贝 500 克，罐头白果 200 克，红辣椒 50 克，葱段、食用油、白糖、胡椒粉、水淀粉各适量。

制法：鲜干贝洗净，入开水中焯后捞出，投入凉水中过凉。红辣椒去蒂、籽，洗净，切成菱形片，待用。锅内注油烧热，下入葱段爆香，加入红辣椒片、白果，翻炒，下入鲜贝，并用调料调好口味，即可出锅。

功效：补肺益肾，健脾祛湿。适用于卵巢疾病的辅助治疗。

◈ **长春花焖猪肉**

用料：猪肉 200 克，长春花 50 克，葱、精盐、鸡精、酱油、胡椒、植物油适量。

制法：将长春花用布包煎取汁，爆炒猪肉兑入长春花汁焖煮，至肉熟时加调味品即可。每日 1 次。

功效：凉血抗癌。适用于卵巢癌补养。

◈ 向日葵蒸肉

用料：猪肉30克，葵花托盘2只，枸杞子30粒，核桃10枚。

制法：将肉切成片，放入葵花托盘煎出的汁液中，加上枸杞子与核桃肉，蒸熟即可。

功效：清热解毒，抗癌。适用于抗滋养层细胞肿瘤。

◈ 清蒸猪胰

用料：猪胰1具，料酒、精盐适量。

制法：将猪胰洗净，放入锅中，加适量料酒、精盐，蒸熟即可。每餐切食。

功效：补虚益脾，清热解毒。适用于抗滋养层细胞肿瘤。

◈ 田七炖乳鸽

用料：乳鸽1只，田七2克，姜、精盐适量。

制法：将乳鸽宰杀后去毛及内脏，洗净，放入锅中，加入洗净的田七、姜、精盐以及适量清水，先用武火烧沸，再用文火炖熟即成。

功效：补气活血，化瘀散结。适用于气虚血瘀型卵巢囊肿、子宫肌瘤。

◈ 红烧海参

用料：水发海参400克，冬笋100克，葱段、姜片、精盐、鸡精、白糖、料酒、酱油、水淀粉、食用油各适量。

制法：将海参清洗干净，切成小段。冬笋洗净切成片，入开水中焯后捞出，控干水分。锅内注油烧热，加入葱段、姜片爆香，加入调料调好口味，加入高汤，待汤煮沸后下入海参、冬笋片，撇去浮沫，用文火煮8分钟，将水淀粉分数次加入汤中，待汁收浓时，淋入香油即成。功效：养血补血，防癌抗癌。适用于卵巢癌的辅助治疗。

◈ 炝墨鱼花

用料：墨鱼板肉400克，水发木耳、小白菜心、葱姜末、蒜片、精盐、鸡精、料酒、食醋、花椒油各适量。

制法：墨鱼板肉从中间切断，在里面剞上十字刀纹，再切成方块，下入开水中焯一下，捞出控水。木耳洗净、切片，菜心洗净切段，分别在开水中焯一下。炒锅上火，加入肉汤、精盐、料酒、食醋，烧开后，下入墨鱼花、木耳、菜心，撒上葱姜末，旺火烧开，淋上花椒油即可。

功效：补血益气，温经止带。适用于卵巢疾病的辅助治疗。

◈ 益母草煮鸡蛋

用料：益母草50克，鸡蛋2枚。

制法：将益母草洗净切段，与鸡蛋加水同煮，鸡蛋熟后去壳取蛋再煮片刻即成。每日1剂，吃蛋饮汤。

功效：活血化瘀，补气益血。适用于卵巢癌的辅助治疗。

◈ 紫草鹌鹑蛋

用料：紫草根60克，鹌鹑蛋4枚。

制法：紫草与鹌鹑蛋共煮，至蛋熟，去紫草，食蛋。每日1剂，连服15日。

功效：补气益血。适用于卵巢癌的辅助治疗。

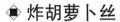

◈ **炸胡萝卜丝**

用料：胡萝卜250克，精盐、鸡精、花生油各适量。

制法：胡萝卜洗净后，切成细丝。锅置火上，注油烧至七成热，将胡萝卜丝分几次放入锅里炸酥，捞出沥油，放入盘中，撒上精盐、鸡精拌匀即可。

功效：清热解毒，防癌抗癌。适用于卵巢癌的辅助治疗。

◈ **凉拌海带丝**

用料：水发海带250克，豆腐干100克，水发海米25克，姜末、精盐、鸡精、醋、酱油、香油各适量。

制法：海带择洗干净，入开水锅中煮15分钟，捞出放入冷水中过凉，控干水分，切丝。豆腐干切丝，和水发海米一起放在海带丝上，加入香油、酱油、精盐、鸡精、姜末、醋，拌匀即成。

功效：补碘补钙，清热防癌。适用于卵巢疾病的辅助治疗。

◈ **香炸山药团**

用料：山药500克，芝麻30克，糯米粉50克，鸡蛋2个，花生油、淀粉、白糖各适量。

制法：山药洗净，上笼蒸熟后取出，去皮晾凉。鸡蛋磕入碗中，加干淀粉调成蛋糊。芝麻洗净控干水分。把冷却后的山药用刀碾压成泥，放入碗中加白糖、糯米粉，搅拌均匀后将其捏成蛋黄大小的丸子，裹上蛋糊，滚上芝麻，下到油锅中炸至丸子浮上油面，捞出沥油，装盘即可。

功效：滋阴补肺，健脾祛湿。适用于卵巢疾病的辅助治疗。

3. 调养羹饮

◈ 木耳山楂饮

用料：山楂 100 克，黑木耳 50 克，红糖 30 克。

制法：将山楂洗净，黑木耳泡发。水煎山楂约 500 毫升去渣，加入黑木耳，文火煨烂，加入红糖即可。每日 2~3 次，5 天服完，可连服 2~3 周。

功效：活血化瘀，健脾补血。适用于卵巢囊肿、子宫肌瘤、月经不畅等症。

◈ 铁树叶红枣饮

用料：铁树叶 200 克，红枣 10 枚。

制法：将铁树叶与红枣洗净，一并放入锅中，加入适量清水，煎煮取汁。每日 1 剂，分 3 次服，30 日为一疗程。

功效：清热止血，化瘀补血。适用于卵巢手术后补养。

急性乳腺炎患者怎样通过饮食调养

饮食原则

（1）宜食清淡而富含营养的食物。如番茄、青菜、黄瓜、鲜藕、荸荠、赤小豆、绿豆等；水果宜食橘子、香蕉、苹果、金橘饼等。

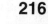

（2）宜食有通乳作用的食物。如猪蹄、鲫鱼、乌贼鱼、虾、黄花菜、丝瓜、赤小豆、花生、芝麻等，以促进乳汁分泌，防止乳汁瘀积。

（3）宜多食清热散结食物。蔬菜可选择黄花菜、芹菜、丝瓜、苦瓜、油菜、番茄、莲藕、茭白、茼蒿、黑木耳、海带等。

（4）忌燥热、辛辣刺激食物。如韭菜、辣椒、芥末、酒等。食后易生热化火，使本病火热毒邪更炽，病势更甚。

（5）忌热性、油腻食物。如肥肉、海蟹，以及油条、麻花等油炸糕点。

（6）忌食发物。如猪头肉、羊肉等。

宜吃的各类食物

（1）虾仁。营养丰富，肉质松软，易消化，适宜身体虚弱及病后需要调养的人食用。虾肉还有通乳抗毒、养血固精、化瘀解毒、益气滋阳、通络止痛、开胃化痰等功效。

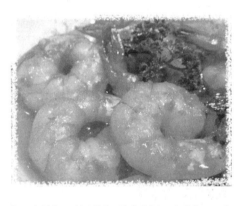

（2）油菜。有活血化瘀、解毒消肿、润肠通便的功效，适用于急性乳腺炎、产后血瘀腹痛、血痢腹痛、肿毒、痔瘘、习惯性便秘、老年人缺钙、丹毒、热毒疮、手足疖肿等症。

（3）白菜。大白菜中的纤维素不但能起到润肠、促进排毒的作用，还能促进人体对动物蛋白质的吸收。中医认为白菜微寒味甘，有养胃生津、除烦解渴、利尿通便、清热解毒功效。

（4）黄花菜。有清热凉血、止血、利尿消肿、安神、明目的功效,适用于心悸、情志不舒、失眠、耳鸣、水肿黄疸、痔疮出血、吐血、缺乳等症。

（5）冬瓜。有清热解毒、利水消肿、生津止渴、润肺化痰的功效,适用于水肿、脚气、胀满、咳喘、暑热烦闷、疮疡痈肿等症。

（6）丝瓜。味甘,性平,所含各类营养在瓜类食物中较高,有清暑凉血、解毒通便、祛风化痰、润肤美容、通经络、行血脉、调理月经不顺、下乳汁等功效。

（7）绿豆芽。含有丰富的维生素C、纤维素,常食可清热解毒。

（8）莴苣。有清热利尿、消积下气、增进食欲、宽肠通便、通乳的功效,适用于食欲不振、大便秘结、小便不利、消化不良、食积停滞、烦渴、尿血、产后乳汁不通等症。

（9）茭白。性寒味甘,有清热、除烦、解酒、通便的功效,适用于急性黄疸型肝炎、高血压、大便秘结、伤暑腹泻、产后乳汁不畅、蛇咬伤、目赤肿痛等症。

调养方案

1. 调养粥汤

◆ **油菜粥**

用料:鲜油菜200克,大米50克。

制法:鲜油菜叶洗净,切细,置锅中,加清水500毫升,加大米,急火煮开3分钟,改文火煮30分钟,成粥。趁热食用。

功效:清热解毒,托里透脓。适用于热毒酿脓型急性乳腺炎。

◈ 茭白肉丝面

用料:面条500克,猪瘦肉200克,茭白100克,香菇25克,葱段、姜片、精盐、鸡精、料酒、白酱油各适量。

制法:香菇入水泡发,择洗干净切细丝。茭白剥皮,去老根,入沸水锅中煮熟,捞出,切成细丝。猪肉洗净,放入煮茭白的沸水锅中,加入料酒、葱段、姜片、精盐,用旺火煮沸后,改用中火煮至断生,捞出晾凉,切成约3厘米长的细丝,捞出汤锅中的葱段、姜片,放入香菇丝,煮沸后停火,加入白酱油、鸡精,备用。将面条放入沸水锅中,煮熟后捞起,分别盛入几个碗内,每碗内加入适量肉丝、茭白丝,再浇入香菇鲜汤,即可食用。

功效:解热毒,防烦渴,利便。适用于急性乳腺炎的辅助治疗。

◈ 鸡爪黄蛋花汤

用料:鸡爪50克,黄花菜20克,鸡蛋2只,精盐、鸡精、料酒各适量。

制法:鸡爪洗净,黄花菜洗净切碎,鸡蛋打散。鸡爪置锅中,煮熟,加黄花菜,淋入鸡蛋液,待熟,调味后即可食用。

功效:补益气血。适用于溃后正虚型急性乳腺炎。

◈ 猪蹄炖香菇豆腐

用料:豆腐、丝瓜各200克,香菇50克,猪前蹄1个(约1000克),葱段、姜丝、精盐、鸡精各适量。

制法：猪蹄去毛洗净，切成小块待用。豆腐在盐水中浸泡 10～15 分钟，洗净切成小块。丝瓜去皮，洗净，切成薄片。香菇去蒂，清水泡发后洗净。猪蹄置于锅中，加水约 2500 毫升，武火煎煮至肉烂时，放入香菇、豆腐及丝瓜，并加入精盐、葱段、姜丝、鸡精，稍煮后出锅即成。分数次食之。

功效：益气生血，止痛下乳，清热解毒。适用于急性乳腺炎的辅助治疗。

◈ 蒲公英虾肉汤

用料：虾肉 25 克，蒲公英、白芍各 15 克。

制法：将白芍、蒲公英洗净，与虾肉同放入锅中，加水适量煮汤即成。食虾肉，饮汤。每日 1 剂，分 2 次服食，连用 5 日。

功效：调补气血，兼清余热。适用于破溃期气血亏虚型急性乳腺炎。

2. 调养菜谱

◈ 苍耳子炒鸡蛋

用料：鸡蛋 3 个，苍耳子 10 克，精盐、花生油各适量。

制法：鸡蛋打散、拌匀，苍耳子仁研成细末，两者合在一起搅拌均匀。锅置火上，注油烧至八成热时，倒入蛋液，煎熟，加精盐和少量清水，煮沸即可。食鸡蛋和苍耳子仁，每日一剂，分两次服食。

功效：疏散风邪，化结消肿。适用于急性乳腺炎的辅助治疗。

◈ 仙人掌拌马齿苋

用料：马齿苋 500 克，仙人掌 60 克，白糖、醋、香油各适量。

制法：将马齿苋洗净，切成段。仙人掌去刺、皮，切成丝。二味放入沸水中焯过，捞出控水，加入白糖、醋、香油适量，拌匀即可。

功效：清热解毒，消肿止痛。适用于急性乳腺炎、疔疮、丹毒、痔疮等症。

◈ 素炒三丝

用料：苦瓜 150 克，绿豆芽 100 克，胡萝卜 100 克，葱丝、姜丝、精盐、白糖、植物油各适量。

制法：苦瓜去两端、瓤籽，洗净，切成细丝。胡萝卜洗净，切丝。绿豆芽洗净。锅置火上，注油烧热，下葱姜丝炝锅，再放入精盐、白糖，翻炒至熟。

功效：清热、解毒、消肿。适用于急性乳腺炎的辅助治疗。

◈ 豆芽黄花菜

用料：干黄花菜 50 克，鸡蛋 6 个，绿豆芽 50 克，葱、姜、精盐、鸡精、淀粉、面粉、香油、花生油、熟豆油各适量。

制法：将鸡蛋的蛋清和蛋黄分别装盘。葱、姜洗净切末。黄花菜泡软后择洗干净。绿豆芽洗净。在蛋黄中加入精盐、鸡精、熟豆油、水，用筷子打匀后上笼蒸熟成蛋羹，扣在盆中。将蛋清打匀，加入面粉和淀粉，调成蛋泡糊，然后分成 8 份，每份都放入黄花菜，做成芭蕉叶形。锅置火上，注油烧至五成热，将黏满蛋泡糊的黄花菜放进锅里油炸，并不断用炒勺盛热油淋浇,待黄花菜炸透后捞出,沥油后装盘。锅内留少许底油,放入葱、姜略炸后捞出,加入绿豆芽、鸡精、精盐和炸好的黄花菜略煨,用水淀粉稍加勾芡,淋上香油装盘,把黄花菜摆放在蛋羹周围即可。

功效:清热凉血、解毒消肿。适用于急性乳腺炎的辅助治疗。

◈ 香菇烩丝瓜

用料:香菇25克,丝瓜250,虾皮30克,葱花、姜末、精盐、鸡精、水淀粉、清汤、植物油各适量。

制法:香菇水发后,洗净捞出,去根蒂,切成小片。丝瓜洗净后切片,放入沸水中略焯后捞出,置冷水中过凉。锅置火上,注油烧热,放入葱花、姜末炝锅,下香菇片、精盐、丝瓜片、虾皮,炒熟后放入鸡精,加适量清汤,淋入水淀粉勾芡,炒匀即可。

功效:清热、化瘀、解毒。适用于急性乳腺炎急性期。

◈ 三鲜白菜

用料:大白菜帮250克,水发香菇50克,火腿100克,精盐、鸡精、香油、鲜汤各适量。

制法:将大白菜帮洗净,横切成2厘米的小块。火腿切成长为4厘米、宽和厚各为2厘米的片状。水发香菇每个一切为二。将白菜块、火腿片和香菇交叉夹排,侧面向下排列在碗底,然后把多余的白菜放在上面,再加入少量精盐和鲜汤,上笼蒸熟。把碗中汤汁沥到另一碗中,将白菜块、火腿片和香菇翻扣在大汤碗里,在汤汁碗里加入鸡精,淋入香油,浇在白菜上即可。

功效：润肠排毒，除烦解渴。适用于急性乳腺炎的辅助治疗。

◈ 玉兰片烩二冬

用料：玉兰片 50 克，冬菇 50 克，冬瓜 200 克，葱段、姜片、精盐、鸡精、酱油、植物油各适量。

制法：玉兰片切成小片。冬菇用水泡发，切成粗条。冬瓜去皮、籽，切成小片。锅置火上，注油烧热，下葱姜爆香，放入玉兰片、香菇、冬瓜、精盐，烹入酱油翻炒至熟。撒入鸡精，拌匀即可。

功效：化瘀消胀，清热解毒。适用于急性乳腺炎的辅助治疗。

◈ 油焖茭白

用料：茭白 300 克，精盐、鸡精、白糖、酱油、香油、植物油各适量。

制法：将茭白去皮洗净，切成长条。锅置火上，注油烧至六成热，放入茭白炸 1 分钟，捞出沥油。锅留底油，烧热后放入茭白，加入酱油、精盐、鸡精、白糖和少许水，烧 1～2 分钟，淋上香油装盘即可。

功效：清热，除烦。适用于急性乳腺炎的辅助治疗。

3. 调养羹饮

◈ 柠檬汁冲米酒

用料：柠檬汁 300 毫升，米酒 20 毫升。

妇科病的治疗与调养

制法：将米酒冲入柠檬汁内即可。每日 2 次饮服。

功效：行气，止痛。适用于急性乳腺炎早期、乳汁排出不畅、乳房红肿、硬结疼痛等症。

◈ 丝瓜汁饮

用料：鲜丝瓜 200 克。

制法：鲜丝瓜洗净，去皮去籽，切碎后挤汁。饮其汁。

功效：清热、解毒、通乳。适用于热毒酿脓型急性乳腺炎。

乳腺增生患者怎样通过饮食调养

饮食原则

（1）多进食富含纤维素的食物。如谷类、豆类的皮，以及各种蔬菜等。由于膳食纤维可以促使脂肪吸收减少，脂肪合成受到抑制，就会使激素水平下降，从而有利于乳腺增生疾病的恢复。

（2）宜多食富含碘的食物。如紫菜、海带、干贝、海参、柿子、山药等。碘可以刺激垂体前叶黄体生成素，促进卵巢滤泡黄体化，从而使雌激素水平降低，恢复卵巢的正常功能，纠正内分泌失调，消除乳腺增生的隐患。

（3）低脂肪饮食。常吃瘦肉、鸡蛋、酸奶等。摄入过高的脂肪和动物蛋白质，以及饮食无节制造成的肥胖，促进了人体内某些激素的生成和释放，会刺激乳腺上皮细胞过度增生。

（4）忌食辛燥刺激性食物。如辣椒、韭菜、花椒、油炸食物、动物脂肪、甜食；忌饮酒；少吃盐腌、烟熏、火烤、烤糊焦化、变质食物。

（5）忌食咖啡、可可、巧克力等食物。这类食物中含有大量的黄嘌呤，会促使乳腺增生。

宜吃的各类食物

（1）猪蹄。味甘、咸，性平，具有补虚弱、填肾精、健腰膝、通乳增汁的功效，可用来防治脉管炎、疮口不收，以及产后气血不足所引起的缺乳等症。

（2）鲫鱼。具有补虚、通乳、除湿利水、温胃散寒的功效，适用于妊娠水肿、乳汁不通、小便不利、胃弱厌食等症。

（3）牡蛎。具有滋阴安神、软坚散结、收敛固涩的功效。可主治自汗盗汗、遗精崩带、乳痈等症。

（4）白菜。有解热除烦、通肠健胃、行气祛瘀、利尿、消肿散结的功效，适用于身热口渴、肺热咳嗽、便秘、乳痈、腹胀等症。另外，白菜中还含有丰富的膳食纤维，可促进消化。

（5）萝卜。有下气宽中、化积滞、清热化痰、解毒的功效，适用于食积腹胀、消渴、便秘、肿瘤、乳肿、痈、疖、乳汁不通等症。

（6）豌豆。有和中下气、清热利湿、消肿、解毒的功效，适用于热淋、疮毒痈肿、心膈烦闷、小便不利等症。

（7）莴苣。有清热利尿、消积下气、增进食欲、宽肠通便、通乳的功效，适用于食欲不振、大便秘结、小便不利、食积停滞、烦渴、尿血、产后乳汁不通等症。

（8）平菇。味甘性凉，有补益胃肠、理气化痰、抗癌防衰、止吐停泄的功效，适用于脾胃虚弱、体倦无力、乳汁少、咳嗽气喘等症。

（9）海带。具有软坚散结、清热利水、镇咳平喘、祛脂降压的功效，适用于咳喘、水肿等症，海带含碘极为丰富，常食可消除乳腺增生隐患。

（10）橘子。有理气开胃、润肺止咳、生津的功效。橘肉上面的白色筋络，叫橘络，也是一味中药，能通络、行气、化痰。

（11）金橘。味甘、酸，性温，有止咳化痰、理气解郁、消食醒脑的功效，对乳房增生、胃痛、疝气等症均有良好疗效。

（12）糯米酒。性温，味甘、辛，含丰富的糖类和维生素等营养物质，滋补性较强，对人体较为有益，宜用于产后或病后身体虚弱，配合滋补食物以增强滋补疗效。

调养方案

1. 调养粥汤

◈ 桃仁粥

用料：桃仁 20 克，大米 100 克。

制法：将桃仁捣烂成泥，泥加水研汁，去渣取汁。以桃仁汁煮大米为稀粥。每日 2 次，空腹温食。

功效：祛瘀止痛，活血通经。适用于乳腺增生的辅助治疗。

◈ 海带排骨汤

用料：海带 200 克，猪排骨 1000 克，精盐、料酒、植物油各适量。

制法：海带浸泡洗净，切成粗丝。排骨剁成块。锅置火上，注油烧热，倒入排骨，翻炒断生，加入少许清水、料酒，焖烧5分钟。出味后，放入海带，加入清水（以浸没为度），用旺火烧沸后，改为文火慢炖2小时，用精盐调味，再煨半小时，至排骨、海带均已熟烂。

功效：消痰散结，软坚通脉，益气养血。适用于乳腺增生的辅助治疗。

◈ 刀豆木瓜肉片汤

用料：刀豆50克，木瓜100克，猪肉50克，葱花、姜末、精盐、料酒、水淀粉各适量。

制法：先将猪肉洗净，切成薄片，放入碗中加适量精盐、水淀粉，抓揉均匀，备用。将刀豆、木瓜洗净，木瓜切成片，与刀豆同放入砂锅，加适量水，煎煮30分钟，用洁净纱布过滤，取汁后同入砂锅，视滤液量可加适量清水，武火煮沸，加入肉片，拌匀，烹入料酒，再煮至沸，加葱花、姜末适量，并加少许精盐，拌匀即成。

功效：疏肝理气，解郁散结。适用于肝郁气滞型乳腺小叶增生。

2. 调养菜谱

◈ 虫草川贝炖瘦肉

用料：冬虫夏草3克，川贝母粉5克，猪瘦肉100克，葱、姜、料酒、精盐适量。

制法：将冬虫夏草洗净，与川贝母粉、猪瘦肉一同放入砂锅，加水、料酒、葱、姜适量，共煨 1 小时，加精盐调味即成。佐餐食用。

功效：调理冲任，补肾散结。适用于冲任失调型乳腺小叶增生。

◈ 鲜蘑里脊片

用料：新鲜平菇 400 克，猪里脊肉 100 克，鲜笋 50 克，姜丝、葱丝、精盐、鸡精、醋、香油、水淀粉、植物油各适量。

制法：平菇择洗干净，撕成大块。里脊肉洗净，切成薄片。鲜笋洗净后切成片。锅置火上，加入清水烧开，下入平菇，当平菇失去脆性后捞出，入凉水中过凉，控干水。炒锅置火上，倒入少许油。油热后下入肉片急炒，加入葱丝、姜丝、醋，最后加入平菇一同煸炒。待肉片炒至呈白色后，下入笋片，用调料调好口味，用水淀粉勾芡成汁，淋入香油，下入鸡精即成。

功效：补益胃肠，理气抗癌。适用于乳腺增生的辅助治疗。

◈ 鲫鱼羊肉丸

用料：鲜鲫鱼 2 条（约 350 克），羊肉 150 克，香菇 25 克，鸡蛋 1 个（用蛋清），葱、姜、精盐、鸡精、胡椒粉、花椒面、鲜汤、水淀粉各适量。

制法：鲫鱼收拾干净。葱、姜一半切末，一半切丝。香菇去蒂洗净。将羊肉剁碎，放入葱末、姜末、花椒面、精盐、蛋清、水淀粉，调拌均匀，制成肉丸。往汤锅中倒入鲜汤，烧开后下入鲫鱼、丸子、香菇、葱丝、姜丝、精盐、鸡精，煮开后撇去浮沫,改用文火焖约 5 分钟,放入胡椒粉调好口味即可。

功效:补虚祛寒,益肾补精。适用于乳腺增生的辅助治疗。

◈ 炝蛎黄

用料:鲜牡蛎肉 150 克,青菜 50 克,水发木耳 30 克,葱丝、姜丝、精盐、鸡精、花椒油、食用油各适量。

制法:牡蛎肉清洗干净,将肉片大的切开。木耳择洗干净后,撕成小朵。青菜择洗干净,切成段。锅置火上,在锅内加入适量的清水、精盐、料酒、鸡精,调好口味,烧沸成料汤。再在开水锅内加入牡蛎、青菜段、木耳,待煮至八成熟时,捞出,控干水分,最后倒入做好的料汤、葱丝、姜丝,淋入花椒油即成。

功效:软坚散结,滋阴养血。适用于乳腺增生的辅助治疗。

◈ 萝卜拌海蜇皮

用料:白萝卜 200 克,海蜇皮 100 克,植物油 50 毫升,精盐、葱花、白糖、麻油各适量。

制法:白萝卜洗净,切细丝,用精盐拌透。海蜇皮切丝,先用凉水冲洗,再用冷水漂清,挤干,与萝卜丝一起放碗内拌匀。炒锅上火,下植物油烧热,放葱花爆香,趁热倒入碗内,加适量白糖、麻油拌匀即成。

功效:疏肝理气,解郁散结,适用于肝郁气滞型乳腺小叶增生。

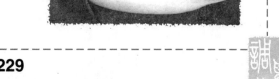

妇科病的治疗与调养

◈ **醋熘白菜**

用料：白菜帮 500 克，热水 300 克，精盐、鸡精、酱油、白糖、醋、水淀粉、植物油各适量。

制法：白菜帮除去菜叶，洗净后切成 2.5 厘米宽的条状，然后用斜刀法逐条切成 4 厘米长的菱形块备用。锅置旺火上，注油烧至三成热，下入白菜块，用炒勺略加翻炒，待白菜块在油中翻滚时捞出，沥油。锅留少许热油，加入 300 毫升热水，再加入白糖、酱油，待水沸后加入醋和水淀粉，搅拌成浓稠的糖醋卤汁，再把白菜块倒进锅里，翻炒均匀后出锅装盘。

功效：解热除烦，行气祛瘀。适用于乳腺增生的辅助治疗。

◈ **鲜蘑豌豆**

用料：鲜豌豆 250 克，鲜蘑菇 50 克，葱花、姜末、蒜末、植物油、香油、精盐、鸡精、白糖、水淀粉、鲜汤各适量。

制法：鲜蘑菇洗净后控干水分，切成薄片。豌豆洗净，入沸水锅中煮熟后捞出，用冷开水过凉，控水。锅置火上，注油烧至六成热，下入葱花、姜末、蒜末爆锅，投入蘑菇片煸炒几下。往锅里加入鲜汤、豌豆、精盐、鸡精、白糖烧开，用水淀粉略加勾芡，淋入香油，装盘即可。

功效：消肿解毒，抗癌防癌。适用于乳腺增生的辅助治疗。

◈ **凉拌莴苣**

用料：莴苣 200 克，海带丝 300 克，精盐、鸡精、香油各适量。

制法：莴苣洗净，去皮后切成细丝。海带丝洗净后，用沸水汆一下，备用。将莴苣丝、海带丝混合后，淋上香油，撒上精盐、鸡精，拌匀即可食用。

功效：软坚消肿，清热利水。适用于乳腺增生的辅助治疗。

3. 调养羹饮

◈ 荸荠酒酿

用料：糯米酒酿 100 克，鲜荸荠 10 个。

制法：将制成的糯米酒酿与洗净切片的马蹄同放入锅中，加水少许，煮熟食用。

功效：活血益气，清热除烦。适用于乳腺增生的辅助治疗。

◈ 海带佛手饮

用料：豆浆 200 克，海带 30 克，佛手 10 克。

制法：将海带、佛手加清水适量，煎煮 30 分钟，倒入豆浆再煮 30 分钟即成。1 次饮服，每日 1 次，连服 5 日。

功效：行气解郁，散结通乳。适用于乳腺增生的辅助治疗。

◈ 金橘叶茶

用料：金橘叶 (干品)30 克。

制法：将金橘叶洗净，晾干后切碎，放入砂锅，加水浸泡片刻，煎煮 15 分钟，用洁净纱布过滤，取汁放入容器中即成。

可代茶饮。

功效:疏肝理气,解郁散结。适用于肝郁气滞型乳腺小叶增生。

◈ 玫瑰蚕豆花茶

用料:玫瑰花6克,蚕豆花10克。

制法:将玫瑰花、蚕豆花分别洗净,沥干,一同放入茶杯中,加开水冲泡,盖上茶杯盖,焖10分钟即成。可代茶饮。

功效:疏肝理气,解郁散结,适用于肝郁气滞型乳腺小叶增生。

乳腺癌患者怎样通过饮食调养

饮食原则

(1)宜多吃具有抗癌作用的食物。如红薯中含有抗癌物质去氢表雄酮,可以抑制乳腺癌的滋长。此外,玉米、食用菌类、海藻类、大蒜、番茄、橘类和浆果类水果等也有类似的作用。

(2)宜多吃具有增强免疫力、防止癌症复发的食物。包括桑椹、猕猴桃、芦笋、南瓜、大枣、洋葱、韭菜、薏苡仁、菜豆、山药、香菇、虾皮、蟹、对虾、蛇等。

(3)宜食具有化痰软坚散结功能的食物。如海带、紫菜、海藻、牡蛎、芦笋、鲜猕猴桃等。

(4)饮食宜多样化,避免食用油腻食物。增加一些开胃食物如山楂糕、泡菜等,以增进食欲。

（5）宜选择植物油。由于花生油、玉米油、菜籽油和豆油中含有大量的不饱和脂肪酸，具有保护绝经前女性免受乳腺癌侵袭的作用，所以平常应有意识地多摄入一些植物油。

（6）应适当减少脂肪的摄入量。少食肥肉、乳酪、奶油等。

（7）忌食辛辣刺激性食物。如辣椒、芥末、桂皮等。

（8）忌食油煎、霉变、腌制食物。

（9）忌烟、酒、咖啡。

辨症食饮

（1）乳腺癌手术后饮食。宜益气养血、理气散结。如山药、薏苡仁、菠菜、丝瓜、海产品、淡水鱼类、大枣、橘子、金橘、山楂等，以巩固疗效，促进康复。

（2）乳腺癌放疗期间饮食。放疗易伤阴，宜食用甘凉滋润之品，如杏仁霜、百合、银耳、枇杷、梨、乌梅、香蕉、莲藕、荸荠、胡萝卜、海蜇等。

（3）乳腺癌化疗期间饮食。化疗易伤血及脾胃，可食和胃降逆、益气养血之品，如鲜姜汁、甘蔗汁、鲜果汁、佛手、陈皮、芡实、番茄、大米、扁豆、灵芝、木耳、葵花子等。

（4）乳腺癌晚期饮食。需特别注意补充营养，可选择鲫鱼、核桃、黑芝麻、蚕蛹等高营养食物，并多吃新鲜蔬菜和水果。

宜吃的各类食物

（1）甲鱼。甲鱼及其提取物能有效预防和抑制肝癌、胃癌、急性淋巴细胞性白血病等症。甲鱼可用于防治因放疗、化疗引起的虚弱、贫血、白细胞减少等症状。

（2）番茄。含有丰富的番茄红素，具有独特的抗氧能力，能清除自由基，保护细胞，使脱氧核糖核酸及基因免遭破坏，能阻止癌变进程。

（3）洋葱。具有发散风寒、强效杀菌、促进消化、防癌抗癌、清除自由基、防治骨质疏松症和感冒等功效；还可治疗消化不良、食欲不振、食积内停等症。

（4）木耳。含有抗肿瘤活性物质，能增强机体免疫力，常食用可防癌抗癌。

（5）芋头。含有多种微量元素，能有效增强人体免疫力，可作为防治癌症的理想食物。在患癌症或手术后放疗、化疗及其康复的过程中，常食芋头能增进食欲、帮助消化。

（6）扁豆。具有健脾、化湿、止泻等功效，适用于体倦乏力、呕吐呃逆、乳腺癌、宫颈癌、恶性葡萄胎等症。如果扁豆荚果出现紫色，表示富含生物类黄酮，具有抗氧化作用，可防止细胞病变，抑癌抗癌。

（7）萝卜。具有顺气宽中、防癌抗癌的功效。萝卜所含的木质素可使人体内巨噬细胞的吞噬能力提高 2～3 倍，有助于吞噬和消灭癌细胞，从而增强人体的抗癌能力。

（8）灰树花。味甘性平，具有补虚固本，益肾抗癌，利水消肿之功效，可抗癌、抗衰老、防治糖尿病、美容润肤、提高免疫力、增强记忆力。

（9）海带。味咸性寒，可软坚散结、清热利水。现代医学研究发现，海带等藻类植物内，因含有微量元素碘，对预防乳腺癌有效。

（10）香菇。味甘性平，有健脾和胃、理气化痰、止血、抗肿瘤的功效，适用于胃炎、食欲减退、大便秘结、坏血症、肿瘤等症。

妇科病的治疗与调养

（11）滑子蘑。不仅味道鲜美，营养丰富，而且附着在滑菇菌伞表面的黏性物质是一种核酸，对保持人体的精力和脑力大有益处，并有抑制肿瘤作用。

（12）薏苡仁。能抑制痛细胞增殖，可供多种恶性肿瘤患者食用。还有促进新陈代谢和减少胃肠道负担的作用；并有利水渗湿、健脾、除痹、清热排脓之功效。

调养方案

1. 调养粥汤

◈ 扁豆薏苡仁粥

用料：扁豆 30 克，薏苡仁 30 克，红糖适量。

制法：扁豆洗净，沥干水分，放在热锅中炒至微黄。薏苡仁洗净。锅置火上，放入扁豆、薏苡仁及适量清水，用旺火烧沸后，改用文火煮至成粥，加入红糖调味即可。

功效：活血健脾，滋补抗癌。适宜乳腺癌各期。

◈ 薏苡仁菱角粥

用料：薏苡仁 50 克，菱角 150 克，糯米 100 克，陈皮 5 克。

制法：将薏苡仁、糯米浸泡洗净。将菱角斩一刀，放入锅中，加水煮熟，捞出放入冷水内，去壳取肉，切成碎米状颗粒。将糯米放入锅中，加水烧沸，放入薏苡仁、陈皮。待米煮至开花时，放入菱角，煮至米烂粥稠时即成。

功效：益气健脾、强壮滋补、防癌抗癌。适用于乳腺癌的辅助治疗。

妇科病的治疗与调养

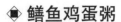

妇科病的治疗与调养

◈ **鳝鱼鸡蛋粥**

用料：黄鳝 200 克，鸡蛋 1 只，大米 60 克，精盐、鸡精各适量。

制法：先将黄鳝置沸水中煮烫变直，取出后剥下肉并剁茸。大米淘洗后入砂锅，加水、煮沸。再入鳝鱼茸共煮，待熟时打入鸡蛋搅拌，略加调味品即成。早晚食用 1 次。

功效：补气养血，滋养肝肾。适宜乳腺癌患者放疗、化疗期间食用。

◈ **海带萝卜汤**

用料：海带 30 克，白萝卜 250 克，精盐、鸡精、蒜末、香油各适量。

制法：先将海带用冷水浸泡 12 小时，其间可换水数次，洗净后剖条，切成菱形片备用。将白萝卜放入冷水中浸泡片刻，反复洗净其外皮，连皮及根须切成细条状，与海带菱形片同放入砂锅，加足量清水，武火煮沸后，改用文火煨煮至萝卜条酥烂，加精盐、鸡精、蒜末拌匀，淋入香油即成。

功效：软坚散结，防癌抗癌。适用于乳腺癌各期。

◈ **蘑菇煎蛋汤**

用料：滑子蘑 25 克，猴头蘑 25 克，榛蘑 25 克，鸡蛋 3 个，精盐、鸡精、胡椒粉、香油、鲜汤、植物油各适量。

制法：滑子蘑、猴头蘑、榛蘑择洗干净，备用。锅中注油烧热，将鸡蛋打入锅中，煎熟盛起。汤锅中放入鲜汤，加入精盐、鸡精调好口味，放入煎鸡蛋、滑子蘑、猴头蘑、榛蘑，烧煮至熟,放胡椒粉,淋入香油即成。

功效:易于消化,防癌抗癌。适用于乳腺癌的辅助治疗。

◈ 猪肉海星汤

用料:瘦猪肉 100 克,海星 1 个,姜片、紫菜适量。

制法:先将海星洗净,猪瘦肉洗净切成块,同入锅中,加水、姜片、紫菜,炖至肉烂,即可食用。

功效:滋阴、通络、软坚。适用于早期乳腺癌。

2. 调养菜谱

◈ 灰树花包

用料:小麦面粉 600 克,灰树花 180 克,黑木耳 80 克,油面筋 60 克,油菜 200 克,精盐、白糖、酵母、香油各适量。

制法:将灰树花洗净撕碎,黑木耳泡发切碎,油面筋洗净后切成细粒。油菜洗净,以沸水略烫后捞出,用水冷却后沥干水分、切成细粒。炒锅烧热后,注入香油,至六分热时,加入灰树花、黑木耳、油面筋、精盐、白糖煸炒至熟,起锅时再加入油菜拌匀,最后淋上香油即成馅心。将面粉加入鲜酵母用温水调成糊状,揉成面团,盖上布,静置 2 小时。待面团胀发膨松时做成圆皮坯,内包馅心,做成包子,静置 15 分钟之后再放入蒸笼,蒸 10 分钟即可。

功效:补益肝肾,去毒消肿,补气和血。适用于子宫颈癌、乳腺癌等症。

◈ **桂圆甲鱼**

用料：甲鱼1只（约800克），山药100克，桂圆肉50克，葱段、姜片、精盐、料酒、鸡汤各适量。

制法：甲鱼宰杀，去内脏，放入沸水中浸泡片刻，去皮膜、背壳、爪尖。山药洗净去皮，切片。将甲鱼、山药、桂圆肉、葱段、姜片、精盐、料酒一起放入汤碗中，加入鸡汤，上笼蒸至甲鱼肉熟烂，拣出葱姜即可。

功效：健脾和胃、益气补虚、滋阴补肾。适用于乳腺癌各期。

◈ **木瓜煲带鱼**

用料：木瓜250克，鲜带鱼200克。葱花、姜末、精盐、鸡精、料酒、香油、植物油各适量。

制法：木瓜去皮洗净，切成片。带鱼去鳃及内脏，洗净（勿将带鱼表层银白色油脂洗去），切成3～5厘米宽的段。锅置火上，注油烧至六成热，下入葱花、姜末煸炒爆香，投入带鱼段，煸炸时适时翻动，烹入料酒，加适量清水，武火煮沸，放入木瓜片，改用文火同煲至带鱼肉、木瓜片熟烂，加精盐、鸡精，拌匀，淋入少许香油即成。

功效：舒筋通络，防癌抗癌。适用于各期乳腺癌。

◈ **红枣炖兔肉**

用料：红枣60克，兔肉250克，葱花、姜末、精盐、鸡精、五香粉、料酒、香油各适量。

制法：红枣洗净去核。兔肉洗净，入沸水锅中焯透，捞出，清水过凉后，切成小方块，与红枣同放入砂锅，加水适量，武火煮沸,烹入料酒,改用文火煨炖 40 分钟,待兔肉熟烂如酥,加入葱花、姜末、精盐、鸡精、五香粉,拌匀,再煨煮至沸,淋入香油即成。

功效:气血双补,恢复体力。适用于各期乳腺癌。

◈ 蛋包番茄

用料:番茄 150 克,鸡蛋 3 个,葱末、精盐、黄油、牛奶、食用油各适量。

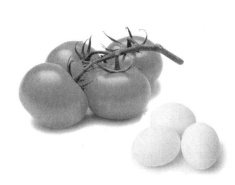

制法:鸡蛋打入碗中,加入牛奶及精盐,调成蛋糊。番茄洗净,用开水烫一下,去皮切碎。煎锅内放入黄油烧溶,下入葱末,炒至微黄时,加入番茄炒透,盛出。煎锅内注油烧热,倒入蛋糊,用手勺转动,使其成圆饼状。待两面煎透,把炒好的番茄放在蛋饼中间,将蛋饼两端卷起,呈椭圆形,用铲子将其翻面,煎至两面呈黄色时,即可食用。

功效:健胃消食,清热解毒,防癌抗癌。适用于乳腺癌的辅助治疗。

◈ 油焖扁豆

用料:扁豆 300 克,葱段、姜片、蒜片、精盐、鸡精、白糖、酱油以及植物油各适量。

制法:扁豆掐去两头豆尖,撕去边筋后洗净,入开水中焯透,捞出放在冷水中过凉,控干水分。锅置旺火上,注油烧至七成热,放入葱段、姜片、蒜片炝锅,倒入扁豆煸炒几下,加酱油、精盐和适量水,用旺火烧开。改用文火焖烧至扁豆酥软时,加入白糖拌匀,再焖2分钟左右待汤汁转浓时,加入鸡精,颠匀即可出锅。

功效:健脾和中,利水化湿,防癌抗癌。适用于乳腺癌各期。

◈ 腊味萝卜糕

用料:萝卜3000克,黏米粉500克,腊肉150克,腊肠2条,胡萝卜1个,虾米60克,香菜、白糖、酱油、植物油各适量。

制法:虾米泡透,剁成茸。腊肉、腊肠切成粒。锅置火上,把虾米、腊肉、腊肠炒熟待用。萝卜去皮刨成细丝,倒下烧热的锅中,加油与清水同煮,煮至萝卜完全变色时,加入炒熟的虾米等,再加调料拌匀,连汁水盛入盆内,加黏米粉,并搅拌均匀,再倒入已涂油后的糕盆内,隔水用猛火蒸1小时,用筷子插入糕,如无粉黏着即成。

功效:理气通便,消痰止咳。适用于乳腺癌胸胁胀痛者。

3. 调养羹饮

◈ 菱粉芋头羹

用料:老菱角50克,芋头250克,白糖20克。

制法:先将老菱角洗净,劈开,取出菱肉,晒干或烘干,研成细粉备用。将芋头放入清水中浸泡片刻,放入麻布袋中,捶打搓揉,除去外皮及杂质,洗净,剖开后,切成碎粒。将菱粉、芋头一同放入砂锅,加适量清水,武火煮沸,改用文火煨煮10分钟,待其黏稠成羹状,即成。食用时调入白糖。早晚2次

妇科病的治疗与调养

分服。

功效：益气健脾，通络散结，防癌抗癌。适用于各期乳腺癌。

子宫脱垂患者怎样通过饮食调养

饮食原则

（1）多食高蛋白质食物。如鸡肉、鸡蛋、瘦肉、猪肝、鲤鱼、海参、豆制品等。蛋白质是生命的物质基础，人体的一切组织器官都由蛋白质组成，它也是机体组织修复不可缺少的营养素，能增强肌肉的弹性。

（2）多食有补气、补肾作用的食物。如鱼类、蛋类和肉类，以及山药、扁豆、大枣、莲子等。

（3）忌食易引起下坠的寒性水产品。蚌肉、田螺、蛏子等水产品性寒，食用后会伤脾，进一步加重病情，使子宫脱垂难以恢复。其他如螃蟹、蛇、甲鱼等均有寒性下坠的作用，易造成子宫虚冷下垂。

（4）忌食滑利之蔬菜。如冬瓜、黄瓜、丝瓜、苦瓜、茭白、茄子、苋菜、白菜、菠菜等，这些食物性味寒凉而滑利，食用后会造成脾胃虚弱，使子宫下滑，难以回缩。

（5）忌食寒凉水果。如梨、西瓜、柚子、柠檬、甜橙、柿子、香蕉、杏、酸枣、山楂、香瓜等。食用寒凉水果会损伤脾胃阳气，加重子宫脱垂。

（6）忌食伤气食物。如咸菜、竹笋、卷心菜、茶叶、醋等伤气食物会损耗营养，使虚弱的身体因得不到足够的营养而更加衰弱,从而导致子宫回缩无力,加重病情。

（7）忌食温热食物。如羊肉、牛肉、狗肉、红参、鹿茸等。温热食物会加速血液循环,导致病变处充血,加重子宫下垂。

（8）忌食辛辣食物。如辣椒、葱、蒜、韭菜、胡椒、花椒、茴香、酒等。辛辣食物易促进病变部位充血,加重炎症,对病情不利。

宜吃的各类食物

（1）黄鳝:具有补中益气、养血固脱、温阳益脾、滋补肝肾、祛风通络等功效;富含 DHA 和卵磷脂,是构成人体各器官组织细胞膜的主要成分。适用于产后瘦弱、女性劳伤、子宫脱垂、肾虚腰痛、气虚脱肛、四肢无力等症。

（2）猪大肠。升提中气,有润燥、补虚、止渴止血之功效,可用于治疗虚弱口渴、脱肛、子宫脱垂及便秘等症。因其性寒,凡脾虚便溏者忌食。

（3）羊腰。味甘、性温,有补肾气、益精髓的作用,用于肾虚劳损、腰膝酸软、足膝痿弱、耳聋、消渴、尿频、遗尿等症。

（4）带鱼。味甘、性温,有舒筋活血、强心补肾、润肤等功效,可暖胃、补虚、祛风、补五脏。

（5）甲鱼。有滋阴补肾、补髓益气、除热散结的功效,喝甲鱼汤还可缓解出虚汗、盗汗的症状。

（6）芋头。有软坚散结、解毒消疬、健脾和胃、生肌止痛的功效,可主治子宫脱垂、小儿脱肛、淋巴结核、无名肿痛等症。

（7）山药。健脾、益肾、补肺。含有蛋白质、脂肪、淀粉、维生素等多种营养成分,且易消化吸收。适用于脾虚泄泻久痢、虚劳咳嗽、子宫脱垂等症。

（8）小米。小米有清热解渴、健胃除湿、和胃安眠等功效，还具有滋阴养血的功能，可以使产妇虚寒的体质得到调养。

调养方案

1. 调养粥汤

◈ 山药红枣粥

用料：大米 100 克，薏苡仁 75 克，山药 (干)50 克，荸荠 25 克，枣 10 克，砂糖适量。

制法：大米、薏苡仁分别淘洗干净，用冷水浸泡 3 小时，捞出，沥干水分。荸荠、山药去皮，洗净，分别捣成粉末。红枣去核，洗净备用。将薏苡仁、大米下入锅内，加入适量冷水，置旺火上煮至米粒开花，将红枣下入锅内，转文火熬煮成粥。待大米软烂时，边搅拌边将山药粉洒入锅内，约煮 20 分钟。将荸荠粉和白糖入锅搅匀即可。

功效：健脾益肾，气血双补。适用于子宫脱垂的辅助治疗。

◈ 黄鳝小米粥

用料：黄鳝 1 条，小米 100 克，精盐适量。

制法：将黄鳝去内脏，洗净，切成细丝，加精盐与小米同煮成粥。

功效：益气补虚。适用于气虚所致的子宫脱垂。

妇科病的治疗与调养

◈ **山药鳝糊**

用料：黄鳝 250 克,山药 (干)15 克,淀粉 10 克,葱花、姜末、鸡精、白糖、胡椒粉、酱油、料酒、香油、植物油各适量。

制法：将黄鳝去头、内脏和骨,切成鳝丝。锅置火上,注油烧热,倒入鳝丝炒透后,再加入姜末、酱油、料酒、白糖、鸡精翻炒。将山药磨粉,和淀粉一起加适量水调匀倒入勾芡,炒匀后即可装入盘内。在中间拨出一个凹洞,放入葱花,淋入香油,撒上胡椒粉即可。

功效：健脾开胃,养血固脱。适用于子宫脱垂的辅助治疗。

◈ **二麻猪肠汤**

用料：猪大肠 300 克,升麻 10 克,胡麻仁 100 克,精盐、鸡精各适量。

制法：将大肠洗净,升麻用布袋包好,与胡麻仁同放入大肠中,置锅中,加清水适量同炖至大肠熟后,去升麻,加入精盐、鸡精调味即成。饮汤食肠。隔日 1 次,连续 3 周。

功效：益气升提。适用于气虚下陷所致的子宫脱垂。

◈ **鳊鱼黄芪汤**

用料：鳊鱼 1 条,黄芪 20 克,枳壳 10 克,精盐、鸡精、料酒各适量。

制法：将鳊鱼去鳞杂、洗净,与黄芪、枳壳加水同煮沸后,再煮 30 分钟,去渣取汁,加适量精盐、鸡精、料酒调味即可。每次 200 毫升,每日 2 次。

功效：益气升提。适用于气虚下陷所致的子宫脱垂。

◈ 黄芪甲鱼汤

用料：甲鱼 1000 克，黄芪 30 克，枳壳 15 克，杜仲 10 克，葱花、姜末、精盐、鸡精、料酒各适量。

制法：将甲鱼去甲壳肠杂，洗净，切块。黄芪、枳壳、杜仲一同放入布袋中封口。将甲鱼块、药袋加适量清水同炖。至甲鱼熟后，去药袋，加入葱花、姜末、精盐、料酒、鸡精调味即成。2 日食用 1 次。

功效：滋补肾阴，益气固脱。适用于肾气不固型子宫脱垂。

2. 调养菜谱

◈ 首乌炖雌鸡

用料：何首乌 30 克，嫩雌鸡 1 只，姜丝、精盐、料酒、香油各适量。

制法：将鸡宰杀，去毛、内脏和爪，放入大炖盅内。何首乌洗净，切成碎粒，用纱布包好，扎口，放入鸡腹内。加适量清水，隔水炖至鸡肉离骨时，去何首乌，加入香油、精盐、姜丝、料酒拌匀，再炖 10 ~ 20 分钟即可。

功效：益肾养血。适用于子宫脱垂、脱肛等症。

◈ 巴戟天炖猪肠

用料：巴戟天、肉苁蓉、枳壳各 35 克，猪大肠 200 克，精盐、鸡精各适量。

制法：大肠洗净，将巴戟天、肉苁蓉、枳壳纳入大肠。将大肠放入碗中,加清水适量,隔水蒸熟,加精盐、鸡精调味即成。

功效:补肾,益气,固脱。适用于肾虚不固所致的子宫下垂。

◈ 黄芪炖带鱼

用料:带鱼 1000 克,炒枳壳 15 克,黄芪 50 克,姜、葱、精盐、鸡精、料酒、植物油各适量。

制法:把黄芪、炒枳壳洗净切碎,装入纱布。带鱼去杂,洗净,切段,在油锅中略煎一下,再放入药包、葱、姜、料酒、精盐、适量清水,炖到汁快干时,加鸡精即成。

功效:补五脏、温养脾胃、固本卫阳、补气止血。适用子宫下垂的辅助治疗。

◈ 芪枳鸡

用料:母鸡 1 只(约 1000 克),黄芪 120 克,枳壳 15 克,精盐适量。

制法:黄芪洗净切片,枳壳洗净切丝。将鸡宰杀,去毛和内脏,黄芪片、枳壳丝填入鸡腹内,入砂锅,加水适量,武火煮沸后打去浮沫,加精盐调味,文火煨炖至鸡肉烂熟,去黄芪、枳壳即成。空腹吃肉喝汤,早、晚各 1 次。1 只鸡分 2~3 天吃完,每周吃 2 只鸡。

功效:补中,益气,升提。适用于气虚下陷所致的子宫脱垂。

◈ 杜仲爆羊腰

用料:羊腰 500 克,五味子 15 克,杜仲 6 克,葱段、姜片、精盐、鸡精、料酒、酱油、淀粉、植物油各适量。

制法:将杜仲、五味子置于锅中,加水 3 杯,煎煮 40 分钟,滤取药汁,再用文火将药汁煎至半杯。将羊腰洗净,一剖为二,剔尽筋膜、臊腺,漂洗干净,切成小块腰花,沥干水分,加料酒、淀粉拌匀备用。锅置火上,注油烧至七分热时,加入葱段、姜片、羊腰花爆炒,到嫩熟时即调入药汁和精盐、鸡精、酱油,略翻炒即成。

功效:补肾固宫。适用于肾虚不固所致的子宫下垂。

◈ 芪蒸鹌鹑

用料:鹌鹑肉 500 克,黄芪 10 克,清汤 250 毫升,葱、姜、精盐、胡椒粉各适量。

制法:将鹌鹑宰杀,煺毛洗净,由背部剖开,抠去内脏,斩去爪,洗净,再入沸水中焯约 1 分钟捞出待用。黄芪洗净,切成薄片,装入鹌鹑腹中。把鹌鹑放在蒸碗内,注入清汤,用湿绵纸封口,上笼蒸约 30 分钟。取出鹌鹑,揭去纸,滗出汁,加精盐、胡椒粉调味,再将鹌鹑放入汤碗内,灌入原汁即成。

功效:补脾调肺、益气行水。适用于中气下陷型子宫脱垂。

女性性欲冷淡怎样通过饮食调养

饮食原则

(1)摄入充足的优质蛋白质。主要来源有禽、蛋、鱼、肉类等动物类蛋白质及豆类蛋白质。蛋白质含有人体活动所需的多种氨基酸,参与性器官、生殖细胞在内的全部人体组织细胞构成。

(2)应注意酶类的补充。酶是一种在体内具有催化作用的特殊蛋白质,能促进人体的新陈代谢。如果体内缺乏酶类,可出现功能减退,包括性功能减退,甚至丧失生育能力。酶存在于各类食物中,在烹调食物时应注意温度不宜过高,时间不宜过长,以免使酶受到破坏。

(3)供给适量的脂肪。肉类、鱼类、禽蛋中含有较多的胆固醇,适量摄入有利于性激素的合成,尤其是动物内脏本身就含有性激素,应适量选择食用。从维护性功能角度看,人人都应适当摄入一定的脂肪。因为人体内的性激素主要是由脂肪中的胆固醇转化而来的,长期素食者会影响性激素的分泌,不利于性功能的维持。

(4)注意补充与性功能有关的维生素和微量元素。维生素 A 和维生素 E 都有延缓衰老和性功能衰退的作用。禽蛋、乳制品、鱼、蟹、贝类、韭菜、芹菜、胡萝卜、南瓜、甜薯、干辣椒、番茄中含有维生素 A,谷胚、蛋黄、豆类、芝麻、花生、植物油、麦胚、麦片中含有维生素 E。维生素 C 对性功能的维持也起到积极的作用。含维生素 C 丰富的食物有鲜枣、山楂、猕猴桃等各种水果及蔬菜。

宜吃的各类食物

(1)乌鸡。具有补虚劳、治消渴、益产妇的功效,适用于崩中带下及女性一切虚损等症。女性常食能滋阴补肾,提高性欲。

(2)鸽肉。是一种高蛋白质、低脂肪的优质肉食,具有滋补益气、祛风解毒的功效。中医理论认为,女性常食鸽肉,可提高性能力。

（3）鹌鹑肉。不仅味道鲜美,营养丰富,还含有卵磷脂、激素、多种矿物质和人体必需的氨基酸。中医学认为,鹌鹑肉有补五脏、益中气、清湿热的功效,可主治男、女性功能减退等症。

（4）猪肾。又称猪腰子,是含锌量较高的食物。中医认为,猪肾味咸,有养阴补肾之功效,适宜于肾虚热性欲较差的女性食用。

（5）甲鱼。有滋阴补肾、补髓益气、除热散结的功效。女性常食可大补阴之不足,并可提高免疫功能,激发青春活力。

（6）鸡蛋。是人体性功能的营养载体,是性生活后恢复元气最好的"还原剂"。性生活频繁、体力消耗较大时,补食鸡蛋有助于迅速恢复体力。

（7）枸杞子。味甘,性平,有滋补肝肾、益精明目、和血润燥、润肤养颜等功效,是提高男女性功能的健康良药,可用于治疗肝肾阴虚、头晕目眩、面色暗黄、腰膝酸软、阴虚劳嗽等症。

（8）桑椹。味甘性寒,有滋补肝肾、养血祛风的功效。女性常食可调补气血,增强体质,增强性欲。

（9）葡萄。含有丰富的铁质,是儿童、女性及体弱贫血者的滋补佳品。还具有提高性功能的作用,女性常食能增强性欲。

（10）红枣。具有补中益气、养血安神、保护肝脏的功效。气虚肾亏的女性经常吃大枣,可增强性欲。

（11）桂圆。具有益心健脾、滋补气血、安神宁心等多种功效,对于喜食甜食而胃肠功能较弱的人来说,是良好的促性欲及美容食物。

(12)蜂王浆。富含的天冬氨酸是助"性"的主要物质,具有促进发育、提高性功能、刺激生殖能力、增强机体免疫力的功效。对于因体弱、早衰而性功能减退者,尤为适用。

调养方案

1. 调养粥汤

◈ 腰片口蘑豆腐汤

用料:猪腰 150 克,口蘑 100 克,豆腐 1 块,高汤 500 毫升,精盐、鸡精、料酒、香油各适量。

制法:猪腰片去腰臊,切成薄片。口蘑洗净切片。豆腐切块。将以上用料均放入沸水中焯。汤锅加入高汤,放入焯好的用料,加入料酒、鸡精、精盐,调好口味,汤烧好后,淋入香油即可。

功效:养阴,补肾。适用于女性性欲冷淡的辅助治疗。

◈ 茯苓鹌鹑汤

用料:鹌鹑 1 只,茯苓 30 克,山萸肉 30 克,锁阳 20 克,制附子 9 克,精盐、鸡精、香油各适量。

制法:把鹌鹑剔净毛,去内脏,洗净切块。将锁阳、山萸肉、茯苓、制附子分别洗净,与鹌鹑肉同放入砂煲内,加清水 500 毫升,用旺火煮沸后,改用文火煲 2 小时,用精盐、鸡精、香油调味即成。

功效：补五脏，壮筋骨。适用于女子性欲冷淡的辅助治疗。

◈ 夏草雌鸽补益汤

用料：雌鸽 1 只，冬虫夏草 10 克，姜末、精盐、鸡精、料酒各适量。

制法：将冬虫夏草洗净，用清水浸泡 2 小时。宰杀雌鸽，去毛、内脏与血，洗净。将雌鸽、冬虫夏草及泡药的清水全部放入大瓦罐中，旺火烧沸，然后加料酒、精盐、姜末，改文火，炖一个半小时左右，起锅时加鸡精调味即成。

功效：温中益肾，固精壮阳。适宜肾阳虚衰型女子性欲低下者服用。

2. 调养菜谱

◈ 姜末煎蛋饼

用料：鸡蛋 4 个，姜末 10 克，瘦肉馅 100 克，葱末、精盐、鸡精、胡椒粉适量。

制法：肉馅放入容器中，加入精盐、鸡精、葱末、胡椒粉拌匀成糊。鸡蛋打入碗中，加少许精盐搅匀。锅置火上，注油烧热，用姜末爆锅后，下入肉馅炒熟，再加入蛋液，撒入葱末，煎成蛋饼后即可装盘食用。

功效：养心安神，补血滋阴。适用于女性性欲冷淡的辅助治疗。

妇科病的治疗与调养

◈ **炖乳鸽肉**

用料：活乳鸽 1 只，枸杞子 25 克，生姜 10 克，黄精 5 克，杜仲 5 克，精盐、鸡精各适量。

制法：乳鸽宰杀后，去毛，去内脏，洗净，切成小块。将鸽肉与枸杞子、生姜、黄精、杜仲一起放入锅中，加入适量的清水，在旺火上煮开，改文火炖熟，用精盐、鸡精调味即成。

功效：活血补血。适用于女性性欲冷淡的辅助治疗。

◈ **春笋熘腰花**

用料：猪腰 300 克，春笋片 100 克，葱花、蒜末、姜末、精盐、鸡精、泡辣椒、酱油、醋、水淀粉、肉汤、淀粉、胡椒粉、植物油各适量。

制法：猪腰洗净，一剖两半，去掉腰臊，皮朝下在菜板上直刀剞成长条，再横着斜刀剞，每剞两刀切下（称鱼鳃花刀）。将切好的腰块加精盐拌匀，再撒上淀粉。锅置火上，注油烧至六成热，下入腰块，用手勺推散至熟，倒入漏勺中沥去油待用。将醋、酱油、鸡精、肉汤、水淀粉调成芡汁。炒锅置火上烧热，用油滑锅，留少量底油，将姜末、蒜末、泡辣椒、春笋片略煸，然后放入腰块，倒入芡汁，颠翻几下出锅装盘，撒上胡椒粉即可。

功效：开胃健脾，滋阴补肾。适用于女性性欲冷淡的辅助治疗。

◈ **双喜鱼子豆腐**

用料：嫩豆腐 500 克，鲤鱼鱼子 100 克，鸡蛋 1 个，合欢花 10 克，姜丝、葱段、精盐、鸡精、花椒、料酒、酱油、面粉、水淀粉、植物油各适量。

制法:嫩豆腐放入沸水中烫1分钟,捞起沥水,切成大块。合欢花置瓦罐中水煎,取头汁与二次汁兑和,备用。蛋清打入碗中,加入面粉、精盐、水淀粉,拌和成糊。锅置旺火上,注油烧热,将豆腐逐块蘸蛋清糊下锅,炸成红黄色捞出,装入瓷碗中,上笼蒸。锅置火上,将合欢花药汁倒入锅中,放入鱼子、姜丝、葱段、精盐、料酒、酱油、花椒,鱼子熟时加水淀粉勾芡,撒入适量鸡精。取出蒸熟的豆腐,扣入大盘中,将芡汁浇在豆腐上即可。

功效:舒肝理气,解郁安神,补精助阳。适宜肝气郁结型女子性欲冷淡者服用。

3. 调养羹饮

◈ 奶油葡萄冻

用料:罐装葡萄250克,鲜奶油100克,琼脂10克,白糖200克,香精1滴。

制法:葡萄切碎,盛入容器中备用。琼脂以温水浸泡2小时,放入锅中用文火煮化,加入白糖、葡萄和鲜奶油煮沸。熄火后,将香精放入锅中,搅拌均匀,成为奶油葡萄汁。将其盛入容器中,待冷却后,放入冰箱冷冻。可随时取食。

功效:益气补血,强筋健骨,滋阴润肺。适用于女性性欲冷淡的辅助治疗。

◈ 桑椹酒

用料:鲜桑椹500克,白酒1000毫升。

制法：将鲜桑椹放入白酒中浸泡2周后服用。每次1~2汤匙，饭后服用即可。

功效：滋阴补血，舒筋活血。适用于女性性欲冷淡的辅助治疗。

◈ 人参鹿茸酒

用料：人参30克，鹿茸10克，上等白酒1500毫升，冰糖50克。

制法：将人参、鹿茸、冰糖、白酒放入瓶中，加盖密封，60天后服用。每晚睡前饮20~50毫升。

功效：渐补下元，生精益血，壮阳健骨。适宜肾阳虚衰型女子性欲低下者服用。

更年期女性怎样通过饮食调养

饮食原则

（1）控制热量。女性在更年期时内分泌发生变化，使摄食中枢失调。饮食热量过剩易引起肥胖，而肥胖又会导致糖代谢异常，促使动脉硬化症的形成和发展，增加心血管疾病的发病率，所以更年期一定要控制饮食的热量摄取。

（2）饮食宜清淡、低脂。宜选食植物油，如菜子油、葵花子油等；多吃玉米面、蔬菜、水果、瘦肉、鱼类等少胆固醇食物；多食大豆制品，如豆腐、豆腐脑、豆浆、豆腐干等；应少吃或不吃富含胆固醇、饱和脂肪酸的食物。

（3）增加钙质。更年期女性体内雌激素水平降低，骨组织合成代谢下降,易发生骨质疏松症,增加骨折的发生率。而且受体内激素影响,更年期女性情绪不稳定,若体内钙不足,更会加重情绪波动,增加精神痛苦。

(4)限制食盐摄入量。更年期女性由于内分泌的改变,可能会出现水肿、高血压等症,因此每天食盐量应控制在 3 ~ 5 克。

(5)有水肿、血压升高、头晕心慌和失眠等大脑皮质和自主神经功能失调现象的更年期女性,禁吃刺激性食物,如酒、可可、咖啡、浓茶以及各种辛辣调味品,如葱、姜、蒜、辣椒、胡椒粉等,以保护神经系统。

宜吃的各类食物

(1)甲鱼。含有蛋白质、脂肪、钙、磷、铁、维生素等营养,具有滋阴凉血、补虚调中的功能。

(2)木耳。有补中益气、凉血止血的作用,适宜于月经紊乱、经血过多的更年期女性食用。

(3)银耳。有润肺止咳、生津滋阴、益气和血、健脑强心的作用,尤其适宜于肺肾阴虚、口干燥热的更年期女性食用。

(4)豆腐。豆类是蛋白质含量最高的食物,能降低胆固醇,还能将女性更年期的潮热反应减少到最低程度,同时对骨质疏松症有一定的预防作用。

(5)卷心菜。所含的丰富钙质可使中年女性远离骨质疏松症。卷心菜中除含有大量的钙、维生素 D 外,还含有维生素 K,维生素 K 对骨骼有很强的保护作用。

(6)木瓜。含有丰富的维生素 C,具有保护皮肤、延缓衰老、治疗便秘、防治癌症等多种功效。

（7）百合。具有润肺、补虚、安神的作用，也是一种滋补的佳品。对女性更年期症状，如心神不宁、失眠不安、虚烦惊悸、神志恍惚等症有显著疗效。

（8）燕窝。性平，味甘，有滋阴润燥、益气养心、填精补髓、养血补血的功效，是一种滋补佳品，尤其适宜于体质虚弱、表虚多汗的更年期女性食用。

调养方案

1. 调养粥汤

◈ **百合绿豆粥**

用料：大米 100 克，绿豆 100 克，百合 50 克，红糖适量。

制法：百合洗净用清水浸泡备用。将绿豆、大米分别淘洗干净。锅内加入适量水，放入绿豆、大米同煮，待绿豆将熟时，放入百合煮至粥稠。食用时，放入红糖略煮即成。

功效：清热除烦，益气安神。适用于更年期综合征的辅助治疗。

◈ **滑子蘑豆腐汤**

用料：滑子蘑 150 克，豆腐 1 块，高汤 500 克，葱丝、姜丝、精盐、鸡精、胡椒粉各适量。

制法：豆腐切成块，放入沸水中焯一下。滑子蘑洗净，捞出控干水分。汤锅中放入高汤，烧开，放入滑子蘑、豆腐块、精盐、鸡精、胡椒粉、葱丝、姜丝，烧开后撇去浮沫即成。

功效：健脾养胃、益智安神，降低血脂。适用于更年期综

妇科病的治疗与调养

合征的辅助治疗。

◈ 玄地乌鸡汤

用料：乌鸡 500 克，玄参 9 克，生地黄 15 克，精盐、鸡精、料酒各适量。

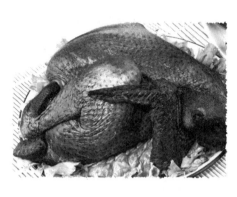

制法：乌鸡清理干净，去内脏，将玄参、生地黄置鸡腹中缝牢，加水文火炖熟，放入精盐、鸡精、料酒调味即可。

功效：补血滋阴、补肾平肝。适用于更年期肾虚、头晕目糊、气阴不足等症。

◈ 桂圆羊肉汤

用料：羊肉 500 克，桂圆肉 30 克，生姜 30 克，葱段、精盐、鸡精、料酒各适量。

制法：将羊肉切成大块，放入锅中加水 750 毫升，用旺火煮沸后捞出洗净。在砂锅中放入羊肉块、桂圆肉、生姜、葱段、料酒，加入适量的水（以淹没羊肉为度），先用旺火烧沸，转用文火炖 2 小时至酥烂，放入精盐、鸡精即可。

功效：暖中祛寒，温补气血。适用于更年期综合征的辅助治疗。注意潮热盗汗等阴虚火旺症状者忌服。

◈ 二参兔肉汤

用料：兔肉 250 克，西洋参 20 克，沙参 15 克，红枣 10 枚，姜片 15 克，精盐适量。

制法：将兔肉洗净，斩成几大块，放进沸水中氽过，捞出控干水分。西洋参切片，沙参洗净切段，红枣去核。在汤煲内放入兔肉、西洋参、沙参、红枣、姜片和适量的清水，用旺火烧开，转用文火煲 2 小时，加入精盐调味即可。

功效：润肺止咳，清虚火，生津止渴。适宜更年期女性属气阴两虚所致的失眠者食用。

2. 调养菜谱

◈ 文思豆腐

用料：豆腐干 400 克，熟鸡脯肉 50 克，虾仁 100 克，熟火腿、水发香菇各 25 克，熟冬笋、熟青菜叶各 20 克，鸡汤 750 毫升，精盐、鸡精各适量。

制法：将豆腐干切成细丝，入开水锅中焯去黄水和豆腥味。把香菇、冬笋、火腿肉、鸡脯肉、青菜叶分别切成细丝。将香菇丝加入 50 毫升鸡汤，放入笼中蒸熟。将虾仁炸熟捞出沥油。在锅内放入鸡汤 200 毫升，烧沸后加入香菇丝、冬笋丝、火腿丝、鸡肉丝、青菜叶丝和精盐，待烧沸后加入鸡精，调好口味盛入汤盘中。锅内加入余下的鸡汤，烧沸后加入豆腐丝，待其漂起时捞出放入汤盘中，并在四周摆上虾仁即可。

功效：益气和中，生津润燥。适用于更年期综合征的辅助治疗。

◈ 炒什锦

用料：鲜香菇 50 克，猪瘦肉 75 克，青、红椒各 30 克，春笋、水发木耳、绿豆芽、干粉丝各 25 克，精盐、鸡精、淀粉、高汤、植物油各适量。

制法：将香菇、木耳择洗干净，与青椒、红椒、笋分别切丝。绿豆芽择洗干净，去掉两头。猪肉洗净切成细丝。锅置火上，注油烧热，下入干粉丝炸透后捞出，将油倒干。锅重置火上，注油烧热，倒入肉丝炒至七成熟，把香菇、木耳、青椒、红椒、笋和豆芽投入，煸炒几下，加入高汤、精盐，烧开后加鸡精，用淀粉勾芡，出锅时倒在炸好的粉丝上即可。

功效：健脾和胃，滋阴润肺、理气化痰。适用于更年期综合征的辅助治疗。

◈ 肉末茄盒

用料：茄子 200 克，猪肉馅 200 克，葱花、姜末、蒜泥、香菜、精盐、料酒、酱油、白糖、白胡椒粉、水淀粉、香油各适量。

制法：把茄子洗净，纵切两半，挖出茄肉。将取出的茄肉与猪肉馅一起混合剁碎，加入姜末、蒜泥、精盐、料酒、酱油、白糖、白胡椒粉拌匀，再将肉馅填回茄子中，放入盘中。取蒸笼，待水开后把盘子放入，用武火蒸 15 分钟后取出。蒸出的汤汁，用水淀粉勾薄芡，淋在茄子上，并加入适量的香油，撒上葱花和香菜末即可。

功效：活血止痛，健脾和胃。适用于更年期综合征的辅助治疗。

◈ 鲜虾烩冬蓉

用料：虾仁 200 克，冬瓜 500 克，鸡蛋 1 个（取蛋清），姜片、精盐、料酒、鸡精、胡椒粉、淀粉、水淀粉、面粉、香油、高汤各适量。

制法：把虾仁洗净，控干水分，加入鸡蛋清、精盐、面粉、鸡精和淀粉拌匀成糊状。冬瓜洗净，剁成茸，加入姜片、鸡精，上屉蒸熟后取出，拣出姜片。锅置火上，注油烧热，下入冬瓜茸、料酒、精盐和适量高汤，待汤沸后，撇去浮沫，下入虾仁，用水淀粉勾芡，撒上胡椒粉，淋入香油即成。

功效：生津止渴，润肺化痰。适用于更年期综合征的辅助治疗。

◈ 猕猴桃水果卷

用料：猕猴桃3个，苹果1个，哈密瓜1/4个，胡萝卜100克，生菜60克，蛋黄酱200克，春卷皮4张，葡萄干适量。

制法：猕猴桃、苹果、哈密瓜洗净去皮，切成长条备用。胡萝卜洗净削皮，入水稍煮，切成长条状。生菜洗净备用。将所有蔬果沥干水分，铺在春卷皮上，淋上蛋黄酱后，将春卷皮卷起即可。

功效：舒缓情绪，安定心神。适用于更年期综合征的辅助治疗。